MW01258095

GUARDIANAS

Dispatches from the Association of
Midwives Rosa Andrade

Despachos de la Asociación de
Parteras Rosa Andrade

Edited by
NOEMÍ DELGADO

Translated by
EMMA LLOYD

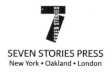

SEVEN STORIES PRESS
New York • Oakland • London

Lyrics in epigraph from Grupo Teosinte's rendition of "Mujer Salvadoreña," adapted by the people of Suchitoto and translated by Hugo García Manríquez. Grupo Teosinte was a Salvadoran band that emerged in the last years of the civil war and toured throughout Central and North America before dissolving in 1992, the year of the peace accords. The group was part of the Salvadoran Association of Workers in Art and Culture (ASTAC) and was made up of Mario López, Patricia Silva, Celia Moran, and Humberto Girón, and later, Nelson Díaz and Julio Melara.

Seven Stories Press
140 Watts Street
New York, NY 10013
www.sevenstories.com

Library of Congress Cataloging-in-Publication Data is on file.

ISBN: 978-1-64421-476-3 (paperback)
ISBN: 978-1-64421-477-0 (ebook)

College professors and high school and middle school teachers may order free examination copies of Seven Stories Press titles. Visit https://www.sevenstories.com/pg/resources-academics or email academic@sevenstories.com.

Printed in the United States of America

9 8 7 6 5 4 3 2 1

WE DEDICATE THIS BOOK to Rosa Andrade, Adelina Castillo, María Reyes, Carmen Hernández, Dolores Rosalía Franco, and Fredelinda Recinos de Cerón: members of the Association of Midwives Rosa Andrade whom we have tragically lost. We hope that this work raises consciousness of the unparalleled and unbreakable spirit of community midwives, and that one day they are recognized for the selfless service they continue to provide to the people of El Salvador.

God wants to save us as one people.
He does not want an isolated salvation.

—ÓSCAR ARNULFO ROMERO

Salvadoran woman, worker and farmer,
I sing to your hands tender and fierce
To your hands that know so much of kneading corn and caressing,
To your hands building a new society.

Salvadoran woman, versed in suffering and courage,
I sing to your wounds, your tears from war;
tears for your lost children,
tears that purify the agony of your people.

Salvadoran woman, heart of every home,
I sing to the strength in you and your solidarity
to your strength as wife and mother, in your love and courage,
to the strength of your joined hands multiplying day by day.

Salvadoran woman, woman of faith and hope,
I sing to the women from all over [Suchitoto],
The women of repopulated communities are seeds of the future,
a future we will reach with God and hard work.

—GRUPO TEOSINTE

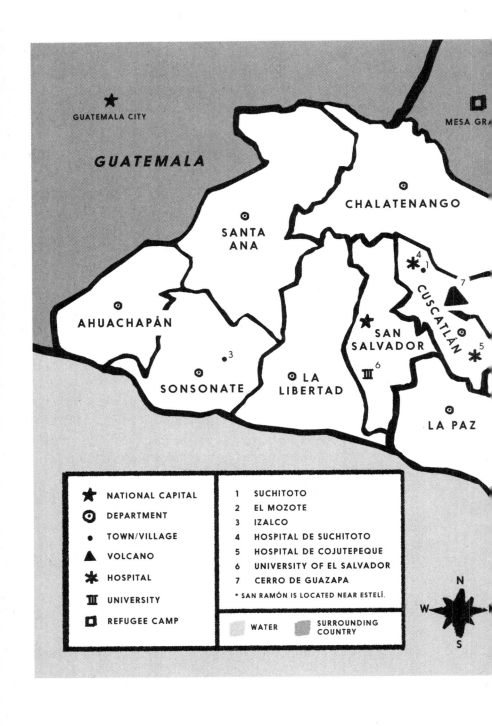

★ GUATEMALA CITY

GUATEMALA

CHALATENANGO

SANTA ANA

AHUACHAPÁN

SONSONATE

• 3

LA LIBERTAD

★ **SAN SALVADOR**

Ⅲ 6

CUSCATLÁN

4
✳ • 1

7 ▲

✳ 5

MESA GRA

LA PAZ

★	**NATIONAL CAPITAL**	1 SUCHITOTO
◉	**DEPARTMENT**	2 EL MOZOTE
•	**TOWN/VILLAGE**	3 IZALCO
▲	**VOLCANO**	4 HOSPITAL DE SUCHITOTO
✳	**HOSPITAL**	5 HOSPITAL DE COJUTEPEQUE
Ⅲ	**UNIVERSITY**	6 UNIVERSITY OF EL SALVADOR
◻	**REFUGEE CAMP**	7 CERRO DE GUAZAPA

* SAN RAMÓN IS LOCATED NEAR ESTELÍ.

WATER   SURROUNDING COUNTRY

N
W   E
S

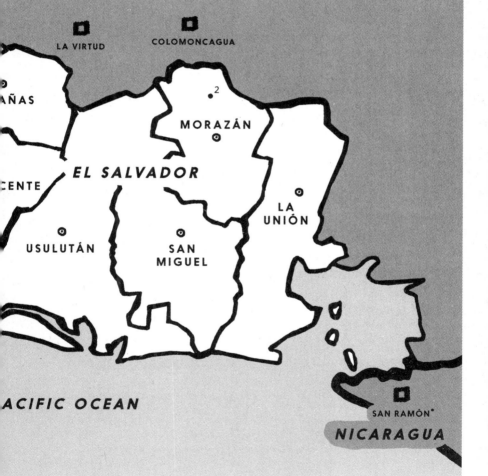

HONDURAS

TEGUCIGALPA

LA VIRTUD

COLOMONCAGUA

AÑAS

2

MORAZÁN

EL SALVADOR

CENTE

LA
UNIÓN

USULUTÁN

SAN
MIGUEL

ACIFIC OCEAN

SAN RAMÓN

NICARAGUA

CONTENTS

Part II: Español

INTRODUCTION

During an assembly of the Association of Midwives Rosa Andrade (APRA) of Suchitoto, El Salvador, in September 2021, one of the members, Natividad Escobar de Henriquez, got a call for help from another community midwife. While the midwife had been caring for her daughter who was giving birth at home, a government health promoter had arrived and threatened to call the police if they didn't take her to the hospital to give birth.

"Put the health worker on the phone," Natividad said to the other midwife.

"You have to let this woman decide where to give birth, and if she wants to give birth with her mom, who's a midwife, she's within her rights to do so," she informed the government health promoter.

With the blessing of her fellow APRA members, Natividad left the meeting to help the midwife defend against the threats of the health promoter. I had the honor of accompanying her and we were both present for a beautiful birth where the woman giving birth could completely trust in her own body and in the wisdom of nature, supported by her mother and her community.

In this case, the health promoter backed off when faced with the fierce bravery of the midwives. Since the onset of the COVID-19 pandemic, midwives who had not attended births for many years as a result of government intimidation returned to midwifing for women in their rural communities. Just as the armed conflict had revealed three decades earlier, the pandemic underscored the fact that midwives always offer a fundamental human service. With hospitals overwhelmed, turned into spaces of disease and infection once again, the midwives of APRA drew on their thirty years of organizing to continue to work together to provide health services to their communities without institutional support.

This group of women tell histories of violent repression and survival, but more than anything they tell stories of love for life. Through a practice of transcendental solidarity, APRA has managed to give care to thousands of women, adolescents, and babies who have been excluded from the cruel economic system that still dominates El Salvador. The members of APRA have attended births in the middle of the Civil War, without the proper supplies, while fleeing airstrikes and other extremely difficult aggressions. They were there when women giving birth had nowhere to go: in the guerrilla camps, in the refugee camps of Honduras and Nicaragua, and in their own communities when they returned to El Salvador. Under these conditions, many of them began working as midwives in response to the great needs of the people in their communities. Their fight to defend life from violence has continued since those times.

I learned of APRA's work for the first time in 2018. I was providing education around contraception and lactation to pregnant teenagers and mothers at the health center in La Libertad, El Salvador, while on break from my university in the United States. I saw that the prenatal care that young people were receiving in the health center was incomplete and at times disrespectful. When I asked the nurses about midwives, they told me, "midwives don't exist anymore" and "that's a thing of the past." Aware that midwives are often invisibilized at the global level, I began to investigate what had happened to them in El Salvador. I quickly learned that all of the people over twenty in my father's town had been born at home with a midwife. A friend who was living in Suchitoto introduced me to two of the midwives in APRA and I immediately felt inspired by their powerful presence. After graduating from university, I returned to El Salvador to work with the association. When I asked the women how I could support their work, they said that they wanted to make a book documenting their history.

I lived with the members of APRA for ten months, joining them on their prenatal visits, at their monthly assemblies, at their social events and soccer games, while I gathered the testimonies for this book. When I think about those women my very cells fill with love. They have treated me like a daughter and living alongside them has transformed the deepest parts of me. I have even continued attending births as a community doula since returning to California.

This collection of testimonies was born of interviews completed in August of 2019 with all of the founding members of APRA and several of the new generation of midwives. By sharing details from their personal histories, the midwives of APRA tell their collective histories. The format of this collection pays homage to their collective model—a structure for protecting their communities and each other as an organized front. Organizing with APRA is an important aspect of each midwife's identity as one part of a struggle much bigger than herself.

The association has its roots in the armed conflict that took place in El Salvador from 1979 to 1992. The majority of the midwives of APRA began, or rather continued, the work of attending births in the middle of a war fought between a US-backed dictatorship on one side and the Farabundo Martí National Liberation Front (FMLN), a popular guerrilla movement, on the other. The majority of the midwives were involved in the guerrilla political movement and began attending births in the guerrilla camps or among the *gente de masa*, civilian groups that mobilized alongside the guerrillas.

The Salvadoran Civil War was a continuation of the violence and repression that began with the arrival of the Spanish in El Salvador in 1524: the first chapter in the ongoing colonizing of Indigenous peoples, including the Náhuat-Pipil, the Lenca, the Maya Ch'orti', the Maya Pocomam, and the Cacaopera. Four centuries later, virtually all of the land and wealth in El Salvador belonged to fourteen families, descendents of the colonizers. The Fourteen Families controlled coffee production, which was the country's main export. In 1932, the Armed Forces suppressed a revolutionary movement, murdering over thirty-thousand campesinos and workers—the majority Indigenous—who were fighting for a more just political and economic system. The government began killing people for simply appearing Indigenous or speaking their mother tongue. They also assassinated key leaders such as Farabundo Martí, who was one of the founders of the communist party in Central America and later became an icon for the revolutionary party in the 1980s. After the massacre of civilians in 1932, the coffee oligarchy handed control of the country over to a military regime that immediately robbed the campesinos of the right to organize. The country remained under the control of military dictatorships for the following decades. When the war began, at the end of the 1970s, 2 percent of the population owned 60 percent of the country's cultivable land.

The midwives explain that the popular guerrilla movement mobilized because the people would no longer endure injustice. In 1979, there was a coup d'etat backed by the United States with the objective of avoiding a leftist revolution. The military continued torturing, abducting, and killing any civil and religious leaders who were considered critics of the regime. In 1980, archbishop Óscar Arnulfo Romero was assassinated by the government the day after a mass in which he called upon the military to end the repression. That same year, five left-wing parties joined forces to form the FMLN. In her interview, María Dolores Hernández de Rivera recounts how the guerrillas called it "a fight for the poor." For many of the midwives of APRA there was no option but to join the guerrillas: they joined because the army and the death squads were persecuting them for being campesinos and for being from certain communities that were politically organized, including Suchitoto. The guerrilla was their only protection.

The midwives were politically formed within the guerrilla movement, which was inspired by Marxism and Liberation Theology. They continue bearing a collective and anti-capitalist spirit. They do not charge women for their services and sustain themselves with solidarity and social organizing. Their fight is still a fight for the poor.

All of the founding members of APRA are survivors of this war, which took the lives of approximately eighty-thousand people—the great majority at the hands of the Salvadoran government, which received the equivalent of a million dollars of military assistance a day from the United States. Every single founding midwife lost loved ones during the war—husbands, sons and daughters, sisters and brothers, fathers, mothers, uncles, aunts, cousins. In the midst of this violence, they protected the lives of women giving birth and their babies. They attended births under the most difficult imaginable conditions that the Salvadoran people have lived through.

During the armed conflict, 25 percent of the population of El Salvador was forcibly displaced. Some of the midwives of APRA attended births while fleeing violence, or in refugee camps in Honduras (where twenty-thousand people sought safety) and Nicaragua, where access to health services was extremely limited. The refugee camps were surrounded by soldiers and people were not allowed to leave without permission from the United Nations (UN). On top of that, there were very few doctors to care for thousands of people. The midwives continued to be a fundamental resource for the health of an entire people who had been forced to flee.

At the beginning of the nineties, as the war came to a close with the signing of the Peace Accords, thousands of displaced people returned to repopulate the municipality of Suchitoto in the department of Cuscatlán; there, they built new communities with the scarce resources available. In that time, the only hospital in Suchitoto was inaccessible to the people who lived in rural communities, and midwives were the only aid available for births and other medical emergencies. Public health infrastructure was very precarious.

Between 1993 and 1998, 42 percent of births in the country took place outside of a hospital; in some places that had been repopulated by former guerrilla combatants and refugees, such as the Cuscatlán department, closer to 70 percent of births took place at home.

Between 1993 and 1994, forty-five women organized to receive a formal training in midwifery through a program established by two nurse-midwives from the International Medical Relief Fund. In 1994, APRA was born, and ever since, the midwives of Suchitoto have been organized. They continue to meet the first Wednesday of every month to share experiences and make a count of the number of people served by the organization. They also sell pupusas to people in the community to raise funds to buy birth control pills and other materials needed in their communities.

The ancestral role of the midwives is a unique one that includes many kinds of community attention. Being members of the same communities that they serve engenders a deep trust in the midwives by the people; this is not always the case with government health promoters. It's this trust that allows the midwives to offer diverse kinds of care that transcend a single sphere of health: the midwives of APRA offer talks about sexual and reproductive health; they distribute contraceptive methods in the communities; and they also care for people's emotional health when someone is sick or injured. Attending births is just one piece of their work.

This model of traditional community midwifery has been transmitted from generation to generation. Many of the members of APRA have learned care practices to aid birth and how to use medicinal plants from their own mothers as well as from elder midwives in their communities, even learning from the same midwives who delivered them a generation before. The wisdom that midwives safeguard has survived centuries of colonialism, a colonialism that continues to devalue Indigenous knowledges above all those practiced by women.

Birth has always been a microcosm of our relationship with nature;

it's not a coincidence that the growing medicalization of childbirth has coincided with the neglect of Mother Nature. Midwifery is an art form that seeks to protect our connection with nature and impart the knowledge that our ancestors have passed down.

Midwives have been subject to extreme repression in the last decade. Around 2011, workers from the Ministry of Health began a campaign of intimidation directed toward midwives in their own communities, telling them they did not have the right to attend births—and that, if something went wrong with a birth, they would get sent to prison. That same year, the Salvadoran Ministry of Health published a policy decreeing that all births must take place in a hospital as part of their "Strategic Birth Plan." In her testimony, Patricia Hernández shares how the director of the Ministry of Health at the time told the association directly that if it were up to her, "midwives wouldn't exist on this planet."

This attempt to eradicate community midwives was a response on the part of the Ministry of Health to the United Nations' "Millennium Development Goals," instituted in the year 2000, one of which was to reduce maternal mortality by 2015. This goal was in part measured by a specific target of the number of births attended by "skilled health personnel." For many countries, El Salvador among them, complying with the Millennium Development Goals became one of the conditions required to receive international aid from countries like the United States. In 2010, the UN published a report about the progress of these goals. Just after this report came out, midwives all over the country, including those in APRA, began to receive threats from Ministry of Health workers.

So what happens when dominant powers define and finance "development" in other countries? In *The White Man's Burden*, American economist William Easterly classifies the people in charge of establishing objectives like the Millenium Development Goals as "planners" rather than "searchers." "Planners" set enormous, even utopian, goals for communities that they are not part of. This top-down hierarchical model means that the so-called solutions to problems like high rates of maternal mortality are not based on the needs and desires of the actual people living in the communities. Moreover, these planners measure their results entirely in numbers, and toss out the importance of people's real, lived experiences.

Instead of investing resources and training in midwives to support their community work, the type of work that has reduced maternal mortality in other countries, the then Salvadoran government excluded midwives entirely from the formal public health system. The repression of midwives represents a threat to the health of many women and babies who live far from a hospital or who don't trust health institutions.

According to the Ministry of Health, in 2012 five of six of the most common causes of death for women between the ages of twenty and fifty-nine in El Salvador were related to pregnancy and birth complications; the majority of these deaths were preventable. Midwives live in rural communities, ready for any emergency. It should be added that women put their trust in midwives, and tell them if they have any doubt or if something feels off. Community midwives prevent maternal and neonatal deaths thanks to the early detection of obstetric emergencies.

Birth is not by definition an emergency, and in general does not require any intervention; without a doubt, the Westernized health system treats all births as medical emergencies that need to be controlled. Just as the midwives know how to identify the signs of danger and will accompany women to the hospital when they present with emergencies that cannot be treated at home, they also know to treat birth as a natural process that requires patience and intuition. The fundamental difference between the ways that a midwife and a doctor conceptualize birth sheds light on the distinction between delivering at a hospital and giving birth at home with the support of a midwife.

The ritual of giving birth in a hospital under the complete control of a doctor has become a part of the cultural fabric in the last few decades, one that reproduces colonial relationships and results in physical and emotional wounds for many people. These wounds are the result of obstetric violence, a legal term Venezuela powerfully defined as "the appropriation of women's bodies and reproductive systems by health officials, which expresses itself in dehumanizing hierarchical treatment, and in the abuse of medicalizing and pathologizing natural processes, leading to a consequent loss of autonomy and the ability to freely make decisions about their bodies and sexuality, ultimately negatively impacting quality of life for women." Unnecessary or forced C-sections are one of the most easily statistically documented kinds of obstetric violence. UNICEF reports that C-sections represent 32 percent of all births in El Salvador, three times the level recommended by the World Health Organization. When the rate of C-sections exceeds 10 percent, there is no evidence that infant mortality goes down.

Unnecessary C-sections are not the only act of obstetric violence, and are probably not even the most common form. Obstetric violence includes violations of the right to receive information and make decisions, as well as the right to protect intimacy and dignity. Episiotomies, where doctors make an incision in the back wall of the vaginal opening, are violent and unnecessary procedures that historically were common in hospitals in El Salvador. In many cases, this procedure has been done without the consent of the woman giving birth. In 2019, in their study entitled a "National Survey on Sexual Violence Against Women," the Salvadoran General Directorate of Statistics and the Census found that 71 percent of people who gave birth in the hospital were victims of obstetric violence.

The current first lady of El Salvador, Gabriela de Bukele, has taken an interest in the issue of birth, and in 2021 the Legislative Assembly approved her Nacer con Cariño (Born with Love) law, which promotes "birth with kindness and respect, with kind and sensitive care for newborns." This law established some important rights for women giving birth, including the right to be accompanied by someone for support during birth and the prevention of health personnel from performing any intervention without receiving the informed consent of the person giving birth. It also included plans to train and certify more health workers focused on perinatal care, but it neglected to consider the role of traditional midwives.

Recognition for the work of midwives seeks not only to bring justice to the women who have dedicated their lives to caring for their communities but also to safeguard birth as an event that can bring us closer to our ancestral roots. The physical body can be a medium for spiritual healing and cultural transformation. Experiences where we become portals of power and transcendental love, such as community births, help us recover what we have lost to colonial history. The suppression of traditional midwives results in a tragic loss for families, for communities, and for the people.

The midwives of APRA fight for a future where the autonomy and intuition of each person giving birth is respected, and where new generations can learn and benefit from this irreplaceable tradition. These women teach us that birth should be a territory of nature and of our own communities, not of the State.

—NOEMÍ DELGADO
San Diego, California
2024

GUARDIANAS

Dispatches from the Association of Midwives Rosa Andrade

The following testimonies were collected in 2019, twenty-five years after the conception of APRA.

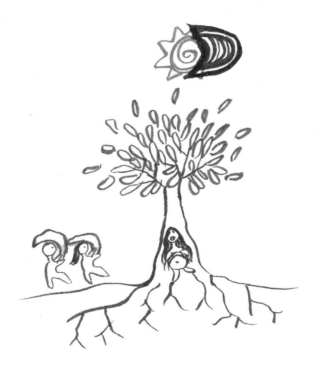

Protection Prayer, Noemí Delgado, 2021

I began attending births in the war. But first was my mom, I was
really young then, delivering twins. I learned watching the midwife, the same one who delivered me, and when we assisted my
mom I saw how she did it. That time one of the babies had already
been born when the midwife got there, because they were twins. I
was about thirteen when I helped my mom deliver the twins. After
that, we left for the war when I was nineteen.

I was a cook with the guerrillas and sometimes worked with the
gente de masa, and that's where it became really necessary because
many girls got pregnant, or with the gente de masa there'd always
be a pregnant woman. I had to help them deliver, with nothing, with
just some rubber bands to clamp the cord. We didn't have scissors,
and sometimes we cut the cord between two stones.

In the war I was married, widowed, and after that I gave birth
alone. I had two [kids] before the war, and the other two during the
conflict. I delivered alone during the war, in a cave, beneath a rock.
Only my daughters were there. After I gave birth alone, other compañeras and compañeros who we were with would come looking for
me and I attended the births of the women who got pregnant during
the war. After that we left for Mesa Grande [a refugee camp in Hon-
duras]. We went back in '87 and from there I started delivering babies
again, they'd look for me because they realized I attended births.

In the war they killed my husband, they killed one of my daughters, too many family members. My daughters were shot, and one still has a splinter of the bullet. My daughter was eleven when they shot her. I had a bit of shrapnel also but it's come out now. They also broke my hands.

—ÁNGELA LUZ BARAHONA DE ÁVALOS
Copapayo, Suchitoto

Look, it's been hard. We left escaping the war, and we had to leave every last little thing behind, doors wide open you'd say, [the army] took everything, I mean everything. In the war I delivered two babies, a girl and a boy, on the same day, October 31st, under gunfire. Gunfire! No, no, see here, it's taken its toll on us. That's why we left for Palacios de San José Guayabal. Palacios de San José Guayabal is where we went to take shelter, and we slept on the ground. A man came there and asked my husband if I would go help this woman deliver and I didn't want to, "No, no I can't," and "I can't do it." "Look, just go make the effort," he said. And I went, and that shooting, BOOM on one side, BOOM on the other side, and me seeing it all, *ay how do I do this.* There didn't even used to be plastic [to protect us], not even an umbrella, just those sacks that fertilizer comes in—we threw those over us and I went with the man and we had to walk a long ways crouching under the bullets.

After that, they realized that I had attended that birth and they came to call me for another, and when I arrived the baby had already been born on just a little patch of sand, just the placenta was left and

I stayed there and took care that the placenta was birthed. Since I already had the tie and the scissors on hand I cut the cord and just put a little alcohol and cut the boy's umbilical cord and brought the little boy [over] cradling him in my arms and I told a man to go find a hammock for the mother. There, in that place, I think I delivered four babies. I helped my niece give birth for the first time.

From there things got worse because the death squads were persecuting people, especially going after anyone from Suchitoto, and we were from Suchitoto . . . we who hadn't done anything, didn't owe anything. So we left for Soyapango, but back then the Universidad Don Bosco wasn't there, and there was no Unicentro, there were only fields of sugarcane. We lived by the side of the road, that's where we lived, but it was all sugarcane. There I had to attend other births as well, and as I had already delivered several births, I took charge. The women who could would pay me a little, but if she didn't have anything then she would say "*Dios se lo pague*," God will pay.

—FREDELINDA ANTONIA RECINOS DE CERÓN
Aceituno, Suchitoto

It came that I had to leave my home—I left all alone, just me and my kids because I was already a widow. A friend came and got me out because he said that he didn't want to learn later that they had killed me. He was a comrade who was with some of the guerillas and he got me out of Los Apoyos. He took me from the house without me bringing anything, not one little thing from the house, just my kids and one or two pieces of their clothing. We left that night, about one in the morning. And right as we got out, getting across the Lempa River, you could hear the convoys come full of soldiers, coming to finish off every last person. But thanks to God there was someone who came to get me out, otherwise I would've died along with every single other person. After that they took us to a place we could stay. When I wanted to go back, the house was already destroyed. There wasn't any way left to make a life, and so I had to stay with the compañeros [guerrillas] who were fighting, fighting for our lives.

Living in the guerrilla camps I attended births not knowing—not knowing how. But thanks to God there was a doctor and he arrived and told me, "You're going to be with me during the birth because today I'm here but tomorrow who knows." The very first birth I attended the baby was breech. I said to the doctor, "Doctor, she's coming feet first." "Don't worry," he said. And he helped the little girl be born. Then the placenta came out and he said, "Go ahead, today you're going to cut the umbilical cord." He wanted me to learn. And thanks to God, I did a good job.

After that it came that I had to help a girl deliver on my own, because she said to me, "No, I don't want the doctor here. You come instead." "Okay, if that's what you want," I said. I think she didn't want the doctor to see her, out of embarrassment. I accepted becoming a midwife because my conscience already inclined me towards wanting to give others a hand, because the ones who suffer are always us women. And so that led me to keep fighting as a midwife, and I still am fighting—as long as God keeps me alive and I can walk.

Before that experience [attending births], I had already had my daughter, and I had also given birth in the camp, under a mango tree. There was a woman there at that time who was a midwife and she helped me deliver in the camp. When I fled home, I had five kids with me. But then things got worse. They killed one first, and then another. And it was after that that I had my daughter.

When I incorporated [in the war] I was about thirty-eight, that was when I had to leave my home. In the camps I worked as a cook, preparing food for the *compas*, the comrades. They let me join the camps and I said, "I have children and I can't abandon them." "They'll be here in the camps, they'll be taken care of here," they told me. When the first one died he was seventeen, the other died at fourteen.

—TOMASA JOVITA TORRES
Mazatepeque, Suchitoto

I was born in 1942. When I started attending births I was about seventeen. I started without any official instruction because people would come looking for me. And they told me I was really valuable because I also healed wounds during the war. Already anyone would come say to me, "Hey, go along to this house." I learned it all with my body, nothing more. I asked an older midwife how to cut the umbilical cord. "See here," she said, "measure four fingers from the belly button." I said to myself, *Well four fingers is too much, three will do fine,* and so I cut using three fingers.

During the fighting, maybe because of all the gunfire, women would go into labor: "Come," they'd say to me. You'd do what you could there attending the births. I got hit by a bullet and that same day we had to go with a young man who had told me to come help a woman give birth and I had to stay there with the bullet; I still have the shrapnel. That's how it was: losing blood, I delivered a baby.

That was a critical time. What we did was give food to the guerillas. But maybe sometimes while bringing food the soldiers would arrive, and we'd be in the crossfire. I helped a girl deliver in the middle of a clash, they had started shooting. It was sad. We didn't make any noise. There in silence, no noise, only the walls protecting us. The girl giving birth didn't cry, she just endured. It's been hard. One has spilled blood, but they've given us no recognition.

—MARÍA MARTINA LUCERO
Primavera, Suchitoto

We left—I was probably eleven when we fled and began traveling with the guerrillas for protection, me and my family, we were on the run all over those lowlands, the Radiola area. A girl who worked in the secret militias was already looking to recruit me for the guerrillas then, because there was an opportunity for us young people to go join. I told her I would join soon. But really I left home because my father beat me badly—any more and he would have killed me. I lost this eye in the war, but I was losing it already because my dad let me have it with a sheathed knife and beat my head against the wall, and I was left bleeding and got a terrible fever. And I remember that my mom heated up a pot of water for me and cleaned me up and said, "My girl, for the love of God . . . What has your father done to you?" And I said, "But this will be the last time I put up with him beating me up because I'm leaving this place. Mom, can you make me a bag out of a pant leg?" She made me a little bag and I remember that I put a little pillow and some underwear in it, and I threw it on my back and left to present myself at the [guerrilla] camp.

And there I stayed, where the *compas* took care of me, healed me, gave me treatments. At twelve years old I learned how to give people shots and they taught us how to administer treatments because at that time it seemed like many people had malaria. So they taught us how to treat malaria and pain.

I attended my first birth when I was thirteen. There was an emergency in the [guerilla] hospital. A girl from a community pretty far away had come and the compas took her in and we had her in the hospital. Then the doctor told me she needed me to help her deliver this baby. I was just a girl, so imagine my surprise when I saw that. I was amazed and said, *oh my blessed God.* Just imagine, I didn't know the first thing about couples. And so I was totally surprised, and at the same time I enjoyed it! I was bringing that from health, from my pleasure working in health. I had already received the first and second levels of medical aid, and I was about to reach the third level when I attended that birth. I don't regret it. I feel happy because I did it with love.

I joined the war of my own free will and at times I say that it was better being there back then because you see it was beautiful because there was solidarity—there was love between comrades. If there was food, we all ate, and if there wasn't, we didn't, but we endured the hunger all together.

—DOLORES MARGARITA MARROQUÍN DE HERNÁNDEZ
Las Américas, Suchitoto

I was seeing that there were many people living like slaves, really; and that the big landowners had many people working but they were slaves, they would never have a piece of land to live off of. They were slaves. The owners gave them big tortillas with beans, that was their food, but they didn't give them money. People were working for the landowners and not for their own future. None of the poor had a future, that's why the conflict began.

—VILMA COREAS GUZMÁN
Aguacayo, Suchitoto

We left on account of the war, the persecution. When one started to organize, to go to the meetings, they'd tell you that this was a fight for the poor, and to go fight. And those who didn't want to join that fight were the ones who joined ORDEN [National Democratic Organization, a paramilitary organization]; they called them *orejones,* Big Ears, because they were the ones who'd point fingers at people, informing on them to the army, "The guerrillas go to this or that house." But when we couldn't stay in the *cantón* where we were living at all . . . we had to leave. They burned the houses, everything, everything burned to the ground—the houses, the animals. Well, we didn't go back there, we all left for elsewhere. We lived a few years on that mountain in Guazapa, for example, but always with war all around, under gunfire, under fighter planes, we just had to watch out for where they'd drop those black animals [bombs], and we'd go hide out in the caves. That's where [my daughter] Emily was born, in the war. Ours has been a difficult life.

The first birth I attended was under a mango tree. We were on the run, we'd walk a little only at night, and in the day we'd hide out on the mountain. And that particular time there was a group under a mango tree and the husband came over to talk to me to come see that his wife had given birth. And what we did then was to clean two small stones really well and we used them to cut the umbilical cord and tie it. After that, we wrapped the baby up and gave him to the mom, and there the woman wasn't going to be able to lie down at all, we had to give the baby to the woman who had just given birth and then walk on, because, well, in the war that's how it was.

—MARÍA DOLORES HERNÁNDEZ DE RIVERA
Zacamil 1, Suchitoto

I started attending births in the '80s, in wartime, women really needed midwives. I joined the war when I was forty-two years old. I spent all of 1980 in the war, and then from there I went to Nicaragua. Like all the Salvadorans, we were living in asylum all in one place, and there I was the midwife for the women in the refugee camp. I would tell the women, "I don't know anything." "Ah, but you'll be there with me," they'd tell me. And because nobody knew where they could go, I mean no one knew where they could go to give birth, and so they would risk having their babies there.

The first baby I delivered was my own, and I delivered alone. And that's where I learned that we could do it, that women could have babies alone, because for that birth, my last one, I was all alone. And then afterwards there was such a need in that place, there with all the fear—because it's not an easy thing to see—the first times I midwifed I shook when I saw the babies being born. But afterwards I got used to doing it, to midwifing.

—MARÍA AMALIA MOLINA MENJIVAR
Ciudadela, Suchitoto

The first birth I attended was in '85; it was a woman in Honduras when we were in the refuges. There was no doctor and she was a friend of mine, and she said, *what am I going to do to have this baby*, and I told her that I didn't know about childbirth but I did know a little about health. "If you want we'll stick together, and you can see," I told her. And so she said yes. I will never forget that it was the 20th of April the day the baby was born. And so there I attended my first birth in Honduras without knowing the first thing about pregnancy complications, nothing. And in Honduras there were plenty of women. There were more than eleven thousand people in the camps, and so there were plenty of births. I attended about two hundred births while there; without knowing any theory, without knowing about prenatal care, nothing. I learned to be a midwife out of necessity, it's not because I wanted to be a midwife. But one thing's for sure: I was delivered by a midwife, all of my mom's children— there's ten of us—were born with a midwife.

—MARÍA HIGINIA "PATRICIA" HERNÁNDEZ
Zacamil 2, Suchitoto

I was twelve or thirteen when we left for the war. I was working in the [guerilla] hospital in the war, tending to the wounded, and as a cook, we did a little of everything there. I wasn't even with my family. My family went to Honduras. I was there with my brother and they killed him. Sometimes we carried rifles; but as for shooting, I never fired it. But I did carry a rifle because they gave them to us.

I gave birth to six children with a midwife. The war was still going on when I had the first one. I gave birth here near Chalatenango, while we were on the run. I had two babies on the run with a midwife. I saw how the midwives did it. One was fleeing, and then right then and there had the baby, with the midwife there. I got curious there watching how it was done, and that's where I started to learn a little. There were moms who would give birth and then have to get dressed, and there they went with their baby in a cloth, to start walking. Then and there giving birth and then getting up and walking—it was tremendous, really tremendous.

The midwives who helped me deliver were also really kind, like how we are with the pregnant women, they were also like that. Everyone was suffering so much in the war, so they were really kind with people. In my first pregnancy, I suffered. I almost had a miscarriage twice, but after everything in the end I gave birth to the baby. The midwife supported me a lot, the baby was really big. The first one I had died in Chalate. We didn't have vaccines or anything, and they said that he died from tetanus. There during the war two of my brothers, my grandfather, and my dad all died. I saw them die, there in front of us. I ask God to not bring another war . . . although we have a war now [the gangs], but I still don't want another war like that one to come.

—LUCÍA RUTILIA GONZÁLEZ
Pepeishtenango, Suchitoto

I was with the guerrillas, not fighting, but collaborating, yes, doing what one could. I contributed what I could, like with materials and things like that. But I did work as a midwife during the war. For me it was really nice because I never had a birth go wrong—no this woman's sick, this baby's doing bad, none of that. Everything with care, doing it well. All this while we didn't even have clamps to work with, we used string and alcohol, nothing else, and some scissors to cut the string and the little umbilical cord.

I started because of the need. There were times when the roads were blocked, and there were many soldiers in the fields, at the entrance to my town. The women were afraid and would say, "No, no, I'm not going to the hospital like this, it makes me scared." I didn't know anything you know, but a lady from there who was already old said to me, "Look my girl, you can do it, you do this and do it this way. I can't do it, I can't see anymore." "Okay, okay, explain it all to me." And she explained everything, and I learned it all really fast and figured out how valuable it was, because I ended up delivering several babies when the women were too afraid to go to the hospital.

Midwives are important in case of emergency, there are times in the early morning, in the middle of the night . . . and look here, I won't lie, the official war here is over, but now there's another war . . . today's war is worse. One just doesn't know if there's someone with a wicked heart on the road. Women today say, "No, no, I won't go to the hospital, it scares me to go." And it's worse without a car. And you ask a person who has a car and they say, "No, I won't go at this hour," because of the situation that we are in today. Look, they killed a boy here just a little while ago. It causes fear. There are times when women have asked me to walk with them [to the hospital].

—CECILIA DE MARÍA RIVERA DE LÓPEZ
El Caulote, Suchitoto

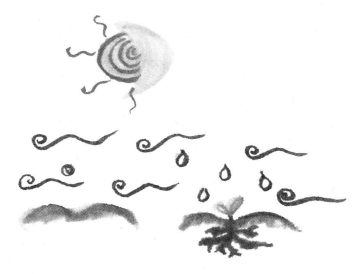

Light of the Candil, Noemí Delgado, 2021

During the twelve years of war in our country, we played a funda-mental role because we were called to help women give birth in the rain, under roadways, in foxholes, which were called *tatús* in those times; women gave birth inside the earth. That was something fun-damental, because there was no attention paid to health at that time. There were some doctors around in the war, but they were charged with attending the soldiers suffering from wounds and all that. It's not like midwives just appeared now; many of us came from the conflict.

After the Peace Accords in '92, during the time of repopulation, there was still a demand for our work from women in the commu-nities, because in Suchitoto we only had one hospital that was more like a health center. Because of the lack of basic services, the women in our communities demand significant attention given to sexual and reproductive health. So we needed to come up with a plan as an association, an association of midwives, because we only had the practical knowledge. We began to organize all forty-five of us women from the town of Suchitoto with the support of the Medical Relief Fund, training in the theory, all to increase the attention and care given to women. We are an association with over twenty-five years of experience working with women, where our work is not only about pregnant women but focuses on the whole woman, from family planning to childbirth to counseling for couples and families.

—VILMA COREAS GUZMÁN
Aguacayo, Suchitoto

When we got to the refugee camp [Mesa Grande], and after only a little time there, they recruited me to work as a community health worker. There was a little hospital there, and I went to go work there. On my first day in that clinic, I was giving people shots—without knowing a thing. It was out of necessity, because there was only one doctor and one nurse and thousands of people. Later, the doctor told me that I also had to help with births: "You have to learn all of this really well because when you all return to El Salvador, you'll have to be responsible for this group of people," he told me.

We left there. Before '92 we made plans to leave for El Salvador. I carried responsibility, as a midwife, and when we got to that place below the shrubland, where there were snakes . . . then I had to attend births without light, without water. We arrived there on March 21, 1992, and in May we delivered the first babies, because two women had arrived who were going to give birth. And from there it poured: there were days that I attended two, three births. Right when I got back home was when they'd come looking for me—that there's another woman with labor pains.

Many things have happened to me, but God has never abandoned me because everything has turned out well. In that era there was no doctor, no health promoter, not a single car, it was just us. If we brought a patient to the hospital, we'd carry them in a hammock, we'd get them across the river. I was called to attend very difficult births, and, thanks to God, all the women I've attended to are still here.

Once I attended a birth only by the light of a *candil*, an oil lamp. The light from a candil is really small and the houses then weren't at all like the houses today—they were small huts built from boards. The baby was coming quickly because it wasn't the woman's first birth, and right when she started pushing her water broke and snuffed out the candil. In the dark, and during a storm too! We stayed with her for two hours after the birth, then we had to go somewhere else, but if the birth ever took place at my house, then the woman would stay until the next day. We have suffered so much working in far away communities, getting there on foot. We'd leave at six in the morning and wouldn't arrive until eight. And then what I would suffer from the father of my children at home, when I'd get home tired and I tell him, "This and that happened to us," and he'd start telling me ridiculous things, that I'm only in this work to look for lovers.

—MARÍA DOLORES HERNÁNDEZ DE RIVERA
Zacamil 1, Suchitoto

I lived in San Carlos Lempa when we first came back from Nicaragua, and so the people there would come find me. We had all come together from Nicaragua, and so I helped the women who had come pregnant give birth there in that place. There were many difficulties because there weren't cars to transport the women, and only with God's help did everything turn out alright. The babies that were in the wrong position are still alive: I had to deliver one feet first and one bottom first. It all turned out okay, thanks to God. It was hard for me to revive the baby that came bottom first; I had to give him mouth to mouth because he was purple all over. Those were the biggest troubles I had, but I also feel like it was an achievement. The baby was okay, and was already breastfeeding well.

When I was young, they'd come call me at one in the morning, at midnight, in the rain, the pouring rain! Here in Ciudadela I delivered quite a few babies, and in Cojutepeque, in La Huerta, I went to all of those places. When we had recently arrived, I delivered all those babies. I've delivered so many babies. In my house alone I have five that I've delivered, my daughter's kids.

—MARÍA AMALIA MOLINA MENJIVAR
Ciudadela, Suchitoto

People had to get a permission to leave, to go to the hospital, because the Community Directive controlled who could leave, because they would check to see who had returned at night; because there were times when people would leave and not come back and where I lived the only way to leave was in a small boat, and so it was pretty complicated. We were already in the Peace Accords process then. Back then, the Ministry of Health didn't cover the communities. An NGO run by the church would send a doctor every fifteen days, but if you needed to give birth you couldn't schedule it based on those fifteen days. So that's how midwives began to get popular, with a lot of hard work, because there weren't any health promoters, and transportation was bad, the health centers didn't have ambulances, there was no way to get to the *cantones*, and so the majority of women gave birth at home.

—ANA TERESA ÁVALOS
El Pepeto, Tenancingo

In 1994 several members of ADESCO [the Association for Communal Development] from the Istagua *cantón* came looking for me and asked if I was willing to come and train to be a midwife. I had always liked health and I had attended two births—without training—I delivered two babies. I said yes, I wanted to train to be one, and they brought me here to Suchitoto. The Medical Relief Fund trained us on the theory, here in Suchitoto, and we did our practicals at the hospital in Cojutepeque, attending births. It felt really strange for me to use gloves, it was hard to learn, but I did it. I did it in the practicals and they graded me as having done well.

The thing that is interesting for me is attending women in the communities, because I feel like they have a lot of complaints about the hospitals, saying that they are left there in the beds giving birth all alone. That really moved me and I said, *well then I will have to attend births to support these women.* I felt I had the power to do that, and I liked doing it. The benefit of learning midwifery is the support for women in the communities, and we also learned to detect the baby's position in the womb, to listen to the heartbeat, to listen to the sound of the placenta, and all this is something really wonderful. We learned how to treat women giving birth at home, that love, it's like the love of a mother. When the woman giving birth is having labor pains we treat her like she is our daughter. We treat her with a lot of love, kindness, with a lot of gentleness. We prepare the women while she is pregnant, giving her prenatal care and advice about the birth itself, about after giving birth, we help the women in the community with all of it.

When they called me to begin training as a midwife I was filled with joy, and I came to Suchitoto weighed down with problems because my husband had beat me up—had kicked me around. I was black and blue and I limped my way to the training. I kept my mouth shut about it because I hadn't gone through any formation yet, I didn't know my rights. When I then started with the midwives, with the association, that's when I started to value myself, everything I am. That has done so much for me, what I've learned—to value myself, to see how important I am, and to value other women. I have had great success in this, in earning the trust of the women in my community, and not just in my community in Istagua, but also in El Triunfo, San Francisco, La Esperanza, El Rodeo, Tecomatepe, I've attended births as far as San Martín.

The lovely thing is earning the trust of the women in the community and then they come look for you and have everything to tell you their story; I mean, for them we're someone they can talk to about the problems one can have with health. We can tell if we should stay at home for the birth or take her to the hospital. We detect all the warning signs, the risks, and evaluate if we should stay with her or not. Knowing a woman's history gives us the courage to stay home with her.

I feel happy to be a midwife in my community, and not only in my community, but I also go to the neighboring *cantones*, even if it's going kilometers on foot or at night, whatever the case I go. We don't have borders for attending births, wherever it is, we go; if there's a need, we come. I always carry a clamp with me, the thing you use to tie a baby's umbilical cord, because sometimes one is met with emergencies on the bus, in the street, and so I'm always prepared.

—NATIVIDAD ESCOBAR DE HENRIQUEZ
Istagua, San Pedro Perulapán

At Las Dignas [a feminist political organization] they taught me about the pain of other women, and so when I got to the midwife trainings I said, *here is the opportunity for me to develop the love I feel for other women.* I've been the midwife for almost all the women here and all around here as well, in Nueva Consolación, in La Colonia, in La Mora. I can't even remember how many births I've attended, they are so many. There's so much need in these communities, because when the women go to the hospitals they get looked at like they're strangers. And sometimes people don't even make it there. There's no concern for these communities, which are not valued by people who never leave the hospital. They have no idea what the needs are.

When we first came here [to Mazatepeque], I hadn't found the bravery yet, but already after the first training, a woman came here already really far into her labor, I mean far, and she asked me, "Hey there, do you think I can make it all the way to the road?" "If you walk really quickly, and if you manage to catch the bus you can make it, but if not then no." And so we delivered the baby then and there and after the boy was born she was hemorrhaging. The placenta was born and then we gave her some teas and we all mobilized to get her to the hospital. And at the hospital they said to us, "But why did you bring her here if there's nothing wrong?" and they sent her home. What had happened was that the herbal infusions had helped her the second we gave them to her. I used *mejorana*, a little purple flower, and after that half a cup of *hierbabuena* essence and with that she stopped bleeding. And the little boy who was born is now a full-grown man. When they come by here, his mom says to him, "You look here, if it hadn't been for this woman, I'd be dead. So she's your second mother." She wouldn't have managed to get to the road with the pains she was having.

—TOMASA JOVITA TORRES
Mazatepeque, Suchitoto

I remember really well one birth they told me to go attend and in this one the baby was in a bad position. "Find someone to take you to the hospital," I told her. "No," she said, "I don't want to go." When the baby was coming just one little foot was emerging. The baby was stuck, but in the training they had said to insert two fingers when babies come that way, and to do it with the woman's permission. So with her permission, I did it just like that with two fingers and out the baby came.

—ÁNGELA LUZ BARAHONA DE ÁVALOS
Copapayo, Suchitoto

Once there was a time when a lady was mistaken. The girl was about four blocks over from my house and her mom came over; the girl was eight months along and it was her first pregnancy, and the lady said to me, "It's really serious, she's about to have the baby." And I said to her, "No, no she's not having the baby, she's only at eight months." And I went to the girl and I checked her hands, because we have some signs [of danger] we look for, and they were big and fat, really big. Her hands were completely swollen, it was preeclampsia what she had. "We're going to the hospital!" And I looked and looked for someone and a young man was passing in a truck. He was going to haul some sacks of corn. "Do me a big favor," I said, "I have a girl here who's going to die. Don't load the corn now—take me to the hospital with her and come back and get the corn after. Do me this big favor." "Let's go then," he replied. And then we put her in the truck and went quickly to the hospital and we saved her. The girl is in the United States with the kid, and the kid is big now. If I hadn't been there, she wouldn't have gone [to the hospital] because they thought that she had gone into labor and it wasn't labor. They gave her a C-section and took the baby out, and after thirteen days they gave the baby to her. It saved her and the baby.

—CECILIA DE MARÍA RIVERA DE LÓPEZ
El Caulote, Suchitoto

I attended the birth of a woman who had given birth several times, already older, thirty-five years old or so. I spent all night with her, they came to get me at about six in the evening and I spent all night long there and the baby hadn't been born. She pushed and pushed and nothing was born, I couldn't see anything crowning. There are babies born wrapped in a caul and this was my first experience with that. It's really delicate because you have to find a way to break the membrane for it to come out, but without doing any damage. So I did it, a little afraid because it was my first time with a birth like that, but I did it. Thanks to God it all went well, and the baby was born, but for me it was a big experience. After the baby was born one stayed a few hours keeping watch, after cleaning her off and everything. And the next day, another visit. One really feels satisfied having been able to help the woman, and you feel satisfied because of the trust that the woman puts in the midwife, that is something you earn.

Later I had another experience with another girl, I also spent the night and the baby girl wouldn't come out and I told the baby's father that if she wasn't born by dawn we would take her to the hospital, but she didn't want to, the woman giving birth, "No," she said to me, "I want you to deliver the baby." And the young man said, "God willing she will be born here at home." And us midwives we always have those damp, warm cloths to place on the perineum to soothe it and make it more supple. While I was putting those warm cloths on her, she pushed and it was like that helped the baby come out. The little girl didn't cry when she was born and that got me worried so I stuck the bulb in her nose and mouth to pull out the fluids and when I took it out the baby girl gave a loud cry.

—ESTELA VILLACORTA RIVAS
Milingo, Suchitoto

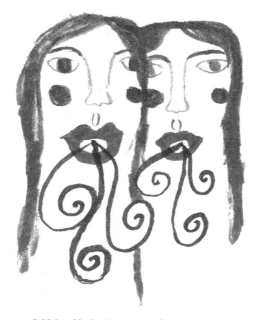

Cold Outside the Home, Noemí Delgado, 2021

I like newborn babies. The day before yesterday I brought a doll's outfit I had bought for a new little three month old. I like children, that's why I do it. Also to save lives, you are saving the life of the baby and the woman because the woman doesn't know what way the baby is coming, so we have to make sure that the birth goes well. Look how the baby comes head first, it's like a rock coming down, that weight a baby's head has, pure rock. So you have to try to hold them up a bit because they'll start putting pressure on the anus, but that's why the midwife is there . . . and the doctors what they'll do to get out of that is slice the women open, do a cesarean. They look for the easiest way, so that the baby comes out fast, also episiotomies. Midwives are the ones who save lives in the communities, and people have faith in you because, well, they come to you. They even come find me in the middle of the night to take a woman's blood pressure in the lamplight.

Sometimes they call me to take them to the hospital, not for any money; there were times when I emptied my own pockets to give women money for transportation when they didn't have a dime. There were others who had me take them to the hospital like I was their husband—single mothers. Me, like I was their husband, with their few things leaving them at the hospital and bringing their clothes. For the women in my community with no husband I'd also go pick them up from the hospital. It's a terrible shame when the husbands don't take responsibility, but I would go drop them off and bring them back. They don't let me enter with the women, but one waits there, just in case something's needed one is right outside. I still take them to the hospital.

—FREDELINDA ANTONIA RECINOS DE CERÓN
Aceituno, Suchitoto

There, in the community where I live, people come find me when someone is hurt; when someone's gotten hit; when a woman has had a C-section and they want you to remove the stitches so that she doesn't have to go to the hospital, and you go then and do it at the woman's house so that they feel more comfortable. To get an injection, to get their blood pressure taken, people come find you. And so one doesn't just treat women, but also kids and men. They even come find you to give dogs shots! Whenever there's a pregnant woman, they'll come find you at the market or at church and they say, listen, this is happening to me and this and that.

Care in the hospital isn't the same. They're unkind. There are women complaining of pain and they'll tell them disgusting things like, "It didn't hurt when you were doing it." Really, a doctor doesn't have to say that kind of thing to a woman. Or they just say, "Just put up with it!" and don't care to put themselves out at all. When a midwife attends a birth, you're there comforting the woman, really comforting, there with your warm cloths so that she won't get a tear. That's not how they do it in the hospital; we talk to the women and they can relax a little, but in the hospital women feel more and more stress.

—ANA TERESA ÁVALOS
El Pepeto, Tenancingo

Beyond attending births and providing birth control to women in the communities, I give counseling to young people of a fertile age, to women in menopause, also to men—I know how to handle the topic of the prostrate, everything about the male reproductive system. I give talks to teenagers about the risks of teen pregnancy and family planning methods. I administer birth control to many women. I can give injections—vitamins, antibiotics, contraceptives. I know how to teach women how to use different methods of birth control and what the side effects are. For example, women who get migraines, have kidney problems, or heart problems, they can't use the stronger methods, you have to be sure the method won't harm them, you have to educate them. The rhythm method, which is natural, requires a lot of learning for the couple, and sometimes the man doesn't want to pay attention to what is happening with the woman's body, but you have to do the work of raising awareness. I do all of this in my community. I've removed stitches from cesareans and other surgeries—people come looking for me, "Hey, can you take out my stitches? I feel bad going to the hospital." I have a case with tweezers, little scissors, all that stuff.

—NATIVIDAD ESCOBAR DE HENRIQUEZ
Istagua, San Pedro Perulapán

I work in thirteen communities which we always visit every month, to check up on the pregnant women. We also have a family planning program. Now pregnancies have gone way down because there are many women doing family planning. Sometimes they hide their planning from their husband and sometimes the couple is on the same page, which is better, it's true, but many women hide it. Often they can't go to the hospital because of the cost of getting there and that's why they are always waiting for us, because, at least this is what the women say, the health promoters from the Ministry of Health will sometimes give them a monthly shot but then two months go by and they haven't come back. We're the ones who live in the communities and so we're the ones who administer the family planning methods.

—MARÍA DOLORES HERNÁNDEZ DE RIVERA
Zacamil 1, Suchitoto

It makes one happy when the people trust you. Sometimes girls come and ask, "What advice can you give me for this and for that?" and I say to them, "Do you have a partner?" "No, sometimes I'm with this one boy," they say. "And are you a student?" "Yes, I go to school." And we keep chatting, "You aren't ready just yet. How old are you?" "Seventeen." "And do you want to keep studying?" "Yes." "And if you get pregnant, what will you do? You have to protect yourself in order to keep on going." They like that I give them advice. I give them condoms, or give them a monthly shot, or pills, and it makes them happy. They come to the house. Or they come to the clinic and ask me things, they like the advice I give.

—CECILIA DE MARÍA RIVERA DE LÓPEZ
El Caulote, Suchitoto

The role of a midwife is many things, you see? She has to be a leader, a woman you can trust. No one in this world is perfect but she should be a person who tries to have as few problems as possible with the people living in her community. She should have strategies for visiting sick children, and see to the campaigns to keep the community clean, that the communal house stays clean. And like I'm saying, the most important thing is for the people to trust her and that she gets along well with the people in the community. A midwife has many duties, she has to keep an eye on all the pregnant women.

During a birth we heat a small pot of water; if there's a stove in the kitchen we use that, and if not, we light a fire with wood and we do everything there to sterilize everything that we're going to need: the bulb suction, the scissors we use, clean pieces of cloth. When we see that the mom is having about three contractions every ten minutes, then we start putting the warm compresses over the whole perineum, all around the vulva, placing the warm cloths and saying to the mom, "You can get up, walk around, you can go to the bathroom and pee so that your bladder is empty." It's easier then so that the whole birth canal isn't blocked. And when the contractions come, "breathe deep and let out the air, lift up your arms."

We walk behind her and when a contraction comes we rub her back. We tell her, if she wants, maybe she can push hanging onto a rope and to always have her legs spread apart, that that's going to help her, and also the importance of being upright, because of course the baby will feel more force. If we had her crucified in a bed of course the baby will feel less force, and nature is really beautiful, so the more she walks the easier for the baby. We find the positions, we don't keep her crucified in bed without letting her make a decision about how to have the baby. Not us, you see? We walk behind the woman watching to make sure that she feels good, if she wants to crouch down, if she wants to hold onto a tree or a wooden post, or if we give her a rope. Watching how she feels best because she is the one feeling all the sadness of the labor pains. We put ourselves in her shoes, saying that it has to be her decision how she feels best, however she wants to have the baby. Or we look for alternatives—there are women who have said they want to have the baby in a bed that has posts so that they can push with their legs braced against the posts, all of these things are beneficial for the woman and the birth is less drawn out.

If the mom is relaxed, all of the muscles in the body relax, and it hurts her less. Even when giving a shot, if I arrive and just stick the needle into the woman, her skin tenses and she jumps. But if I talk to her before giving her the shot, and I say, "Listen, I'm going to give you the shot, breathe deep, let out the air, relax," and if I've rubbed the spot the needle will go with the wad of cotton, then she's already prepared. You feel it so clear, you feel the needle go in softly, the skin is fragile, not hard. It's such a very small thing but so valuable to be talking to someone as you go; the person loses their fear, and begins to trust. Childbirth is also that way, as women we experience pain because we are human beings, but if you are caring for, working with what the vagina is from the start, then the woman is already relaxed, it's not like all of a sudden I'm going to see her vagina. Pain is natural and if we have already entered into trust with the warm water compresses, and walking behind her, I show her that I have love for her. I have to keep saying kind words for her to feel good, I'm not going to say anything mean, because then she'd feel more tense, more worried.

That's why midwifery is so valuable, because these are matters of love; things born from people's heart to serve others. Midwives aren't strangers to these women. And being home makes people feel more comfortable—being in their houses, with their families, "hand me this, fetch me that." With the midwife nothing is forced onto you, nobody telling you mean things. Birthwork is all about waiting. I'm not going to be ordering her, "Stop it or go faster," if it's not time yet, because then we enter into a state of desperation with the woman, and her organs—the inner labia, labia menora—they can get swollen. You can get a vulvar edema from pushing too early. We also get the baby breastfeeding quickly because that helps the other contractions birth the placenta, and because of the great joy it gives the mother when her baby is with her, skin to skin. And if the placenta doesn't come out, then we have positions for that: for her to squat so that gravity pulls it out on its own. We don't have a white coat, we don't have a degree, a piece of paper that says we're doctors, but God and nature have given us the wisdom to help women. Our great weapon is care for the people.

—MARÍA HIGINIA "PATRICIA" HERNÁNDEZ
Zacamil 2, Suchitoto

This association of midwives, and I say this with pride, was born out of necessity, the needs of the people in the communities. Many people in the communities don't have a penny for transportation to the hospital; and also because the people in the communities asked for us, chose us, they felt better in the hands of a midwife. Midwives have been really, I mean really important in the communities. The truth is that women in the community put a huge amount of trust in you and that trust makes it so that you also feel good doing a service. When I'd get back really tired from working, even if it were a matter of going and staying all night, then I'd be there all night. So what does that mean? That one hasn't worked for money or compensation, but instead out of love for the women. Out of love, love for the people of the community, love for those babies who are now all grown up. Out of love of life—the life given by God, the life that we are a part of.

Our baby boys and girls born in our hands, that's an achievement. Because one of the really important things is when a pregnant woman tells you, "Listen, I want you to help me give birth because in the hospital they leave you sprawled there on the bed and you're screaming and they pay no attention." And being there in the house, you're at home, trusting. The women give you their trust; you give yours to God. We do it out of love, we see what each person needs. Maybe you're not going to believe me, but when the women were having labor pains I also felt pains, pains in my tailbone, I felt all the pains she was feeling, birth pains, the pains in the womb. That's why I say love of life, when I caught that little boy or girl, I gave them a great love. To feel another's pain is love, to feel or live what another is living is part of that same love that you feel.

We were taught so that one had to accompany the woman and at times emotionally support her, "don't give up, breathe deep into the pains," and tell her that it was normal to feel this because her pelvis was opening as part of the process. We wouldn't tell her what to do, what position to get into, we would orient her, but she's in her own house, she finds the position to have the baby in. Some get out of bed, others support themselves in a hammock, and some use the bed. But this is the good thing about a midwife's work, that the midwife is there to accompany the woman giving birth but not impose. That's how they feel good. When a woman's at home, she pushes when she wants to push; compared to the hospital, "Don't push yet!" That's why now that they've put these restrictions on letting midwives attend births, many women are feeling bad. Almost every woman who goes to the hospital grieves her experience there, and says that the care in the hospital is really hard.

—ESTELA VILLACORTA RIVAS
Milingo, Suchitoto

We have met a great need for women, children, and men through the counseling that we are giving and sometimes the men come to understand for a moment the situation for women. And this is important because through counseling we raise awareness for the men, so that they also become part of that moment when a woman is giving birth. It's wonderful that the husband has been with the woman at almost all of the births I've attended, he has been there at least witnessing what she suffers in that moment, and for me it's a great joy to have the husband there with her.

For me, the importance of having midwives is that the women come to trust one through the care you give. A homebirth is best because the woman doesn't have to get from one place to another, and at home a woman's decision about how she wants to give birth is more respected. Not in the hospital, no: there they crucify you in bed and you can only give birth in a single position. And so the important thing about being a midwife is that we do what the women tell us to do, and they also say that it's better because there's more trust, and the care during, before, and after the birth just isn't the same. One is right there taking care of her, offering her any little thing, preparing the room and putting warm cloths and every little thing. And so the women trust home births more.

—DOLORES MARGARITA MARROQUÍN DE HERNÁNDEZ
Las Américas, Suchitoto

A birth with needles in the hospital, it's just not the same as a humanized birth in our hands—woman to woman. It's different. Sometimes because of culture the women don't want the doctor to see them, and another thing is that they hate the way the doctors touch them, touching their vaginas to examine them during labor. Sometimes we don't even need to do the vaginal exam because we already know when the baby will be born. We receive the baby with joy, with gentleness, with teas. It's different from the episiotomies that women hate. Sometimes they perform unnecessary cesareans and episiotomies during the birth that the women don't need. However big the baby is there are techniques, but an episiotomy isn't necessary.

There are techniques to avoid an episiotomy: we carefully put warm cloths during labor so that the vagina is dilated. We don't have to make a cut, and the babies are born successfully and happy. An episiotomy is a cut they make along one side of the vagina and they make the cut about two centimeters long and then stitch it up with thread and it's practically at the entrance to the vagina. The pain is terrible. You can't even sit and when you have to go pee there's awful burning, and the blood and urine passing over the wound infects it. An episiotomy is a violence that marks you all your life and it's cruel to women, really.

Poor women are the ones who go to the public hospital; a woman with money chooses a private clinic where they will give her every attention in the world while she gives birth, because she decides and asks for what she wants. Meanwhile they'll cut a poor woman and not even tell her, say nothing about what they are going to do, they don't prepare her. Some women have said that the pain from the wound is worse than the pain of giving birth. For many women they'll do the episiotomy *after* the birth so that she can't have relations with her husband after that, this is violence because it takes from them their ability to have pleasure. Because giving birth is something natural . . . This is what they do because it lasts months for a woman, sometimes it doesn't scar well and the tissue gets hard and it hurts even to sit down, and so it's not a nice thing—the great violence they do performing an episiotomy.

[The doctors] leave women in a bed, lying there, "Don't get up, don't walk." This makes the moment of birth much harder for women, when it comes to their labor pains and it can even prolong the birth. It gets delayed, because if the birth happens lying down, the baby doesn't drop. Lying down isn't the best way to give birth, it's better a bit inclined, where the woman can feel comfortable and deliver the baby. In the hospital, before they take her to the birthing room they keep her in a bed there and only when she's ready to have her baby do they take her, running, "Close your legs, hold it in, hold it in!" There are women who don't even make it because they can't hold it and the baby is born before even getting to the birthing room, and so it's born somewhere that isn't hygienic and this is a violence toward the baby. So that's the difference, in our work we take a lot of time to prepare and everything is sterilized and we prepare the place where the woman will give birth, somewhere nice and comfy; a humble space but clean and with love, that's the difference. It's not the same to arrive somewhere and be ordered to get in bed, compared to being told to walk and eat and bathe. "Have a bath, relax," we chat with the women, which the doctor never does. This is love given to the women in this moment when we most need it.

No, all births have to be hospitalized. They forget the rights of women, that women can say where they want to give birth and who they want present. This they forget: that we have rights. There have been times, at least a couple, when the police have come to make a woman give birth in the hospital because the health clinic says, "The health promoter [from the Health Ministry] says that it's this one's turn but she doesn't want to go," because they told her earlier, "You have to go to the hospital," and the woman says, "I'm not going to the hospital because they have mistreated me and I don't want to go give birth there again." There are women who've had to run away, who they haven't found in the house at the moment of their birth, who've left to give birth somewhere else. These cases are few but they have happened, women have had to run away because the people from the hospital go after them and say that they have to give birth in the hospital. This is an abuse of our rights and an act of total disrespect. When there's a problem, say a case of maternal death at the hospital, well then no one says a word.

—VILMA COREAS GUZMÁN
Aguacayo, Suchitoto

When I gave birth to my son—seven years ago now—the labor pains hit at two in the morning, and transportation is pretty tricky here, you know, so we had to turn to the police. They took me to the hospital. It's really hard being there because they don't treat you well, because I remember when I was almost about to have the baby they said they were going to move me to another bed and they don't help you there and they don't say I'm going to grab onto your hand, one has to defend themself however you're able to there. They gave me an episiotomy after the birth and when it's your first time you just don't know, you don't have experience. And so I asked them why were they giving me one, what was it for, and they told me, "This is so that you don't come back here within the year pregnant again. So that you can't sleep with your husband." How it hurts, because it really hurts. "I thought that it was because the baby was too big, to get it out." "No," he told me, "It's so you're not here again within the year knocked up." The episiotomy still hurts when the moon is small or after too much sex, and it's something they did just to cause you trouble.

You put yourself in their hands, you say, "They are doctors, so it must be okay." Until one goes to the midwife trainings, that's when you realize everything, and you say, *shoot! I would've spoken up, but I didn't know*, and you can't defend yourself. But now with my second pregnancy, I'm going to be ready to speak up for my rights.

They don't even allow your family in there with you, encouraging you, they don't allow it, I have no idea why. One wants family there, for example when they put me in a room I couldn't figure out what to do, I got desperate, I got up, I needed to go to the bathroom but I wasn't allowed to, well so I went to the bathroom anyways, and suddenly a nurse came in, "What are you doing? Can't you see you'll give birth to the baby in the toilet?" But they leave one there all alone, and one begs God to make the time pass quickly. There they only come to stick a hand up in you to see if the baby has dropped yet, and not just one nurse, this nurse, that nurse, just about anyone will come stick their hand in you. Sometimes even the cleaning staff come in to take a look at you. When they come to check how dilated you are, they simply come right in and stick their hand in. "You're not there yet," they say. "So calm down." Then comes another one and another, and in the end a heap of doctors or nurses have had a look at you. It doesn't have to be this way.

—REINA MARLENIS ESCOBAR FIGUEROA
New generation of APRA
Valle Verde, Suchitoto

I made the decision to take on the path of midwifery because of the suffering that I experienced with my kids, who I had alone. Already with my last kids, I gave birth alone, and I've been a single mother, and that's why I set on this path, to help other women. Because of what I had suffered, I didn't want other women to suffer like that. I gave birth to three of my kids all alone, I had to clean them, to cut their umbilical cords. The other six I had with a midwife during the war, I never went to the hospital. The most difficult part of being a midwife are the times there've been places you have to walk long distances to get to—crossing rivers, in the night. Sometimes one is fast asleep in the middle of the night when they come and say, "Get up, a woman needs you to come." One time when I went from here to Ciudadela I crossed a mud field, because it was winter then, that was deep, so deep, and mud everywhere, pure mud. It was midnight and the man went on ahead— just told me and off he went! And me totally alone crossing the cane fields at midnight—it was really hard. The government has never recognized us, not ever. We volunteer out of love for the women. When I still attended births, the women would stay home, but now that I don't anymore they go to the hospital.

At the moment of birth, you can't help the women push, but one can help motivate her, giving her encouragement, catching the baby. There's no emotional support in the hospital, the only thing there is scolding—in the moment of giving birth, I've heard the kinds of things they say, some really nasty things. It's the exact moment the women need support, not scolding, not contempt. The moment they're giving birth is *not* the moment to scold them. It's one's right to decide whether you want to go to the hospital or stay at home. I had a woman whose baby was in a sitting position in the womb, and I gave her some exercises so the baby would turn and as she didn't want to go to the hospital she did the exercises and the baby changed positions and I attended her birth.

—BONIFICA ASCENCIO GARCÍA
Los Henríquez, Suchitoto

It would be really good to have that permission, that we could help young people give birth. Because, look, when we midwives were delivering babies we didn't go around cutting big wounds into the girls, we'd only put warm cloths on her private parts so that when the baby came they'd stretch and we didn't go around doing that episiotomy. A little while back my granddaughter gave birth in the hospital and they gave her such a cruel cut, she suffered so much—my God, the poor thing. They undid the stitches and then stitched her up again; she was dying. Women were happy when they gave birth in their homes, calm, they slept well—not anymore. Now they have to go to the hospital and they've even built a maternity ward there to keep them there and women get bored, some are stuck there for up to fifteen days. My great-granddaughter was in the maternity ward for ten days, she couldn't bear it, but they wouldn't let her leave until the baby had been born and in the end they gave her a C-section. There's no relief, no relief for the poor women, going to the hospital terrifies them.

—MARÍA AMALIA MOLINA MENJIVAR
Ciudadela, Suchitoto

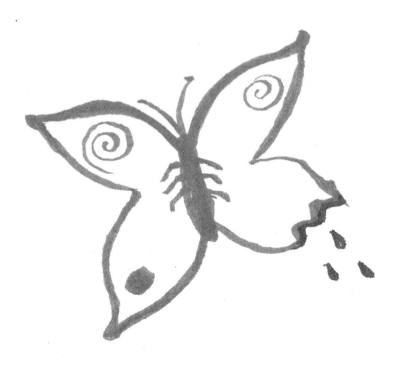

Clipped Wings, Noemí Delgado, 2021

On the hospital's part they told us we couldn't attend births, because that's prohibited. That what if a woman died in childbirth, we could go to jail, and I don't know what else. That's what the doctors have told us, and the pregnant women were also told not to stay with us, that they could die and the midwives could get sent to prison. That's why I didn't want to attend births; some midwives will still do it because we say that if there's a pregnant woman who doesn't have time then we'll do it because we have to do it, but if there is time then we have to take them to the hospital because we are running a risk ourselves. There are plenty of women who don't want to go to the hospital, because they aren't well-cared for there, or get left alone, and at least the midwife is there by their side, at least comforting them, and there at the hospital they don't comfort them at all. The pregnant women say that they want to stay home we can't anymore so we have to take them to the hospital. I know that the women are poor as poor can be, so I don't charge. The last baby I delivered was seven years ago. Ever since the hospital told us we couldn't practice, I haven't wanted to anymore . . . it makes me afraid.

—LUCÍA RUTILIA GONZÁLEZ
Pepeishtenango, Suchitoto

The people at the Ministry of Health know that we meet. A doctor sent a delegate who came to our assembly to fill out a ton of forms, to ask us a ton of questions about what we knew, about what we didn't know. And at the end of the last meeting here a lawyer came to this room to tell us that if a baby died in a midwife's hands, they'd give us this many years in prison. He didn't threaten us with a gun, but that's not the only kind of threat, he threatened us with words, he terrorized us. Some midwives have not followed their rules, but it's not like before, and some have stopped entirely since they told us that. They called us to a meeting with the director of the health clinic and she said to us, "If it were up to me, there wouldn't be a single midwife on the planet." We wept that day. They think that they're the only ones who know how to do things, and that what one does as a midwife isn't clean. I'll never understand why, when there were no doctors during the war, nobody was with them, no one but us.

We've almost drowned crossing rivers in the communities, feet worn through from so much walking, it's been bitter for us, I won't tell you we're here because we're so nice or because the government wants us here, but because we've put so much into the work.

—MARÍA HIGINIA "PATRICIA" HERNÁNDEZ
Zacamil 2, Suchitoto

The doctors from the health clinics are already telling the pregnant women that they won't let them use a midwife because because we're ignorant, we don't know anything and if any little thing happens to a pregnant woman the jail is just waiting for us, six years in prison; this is what the doctors tell them. That we are ignorant and don't know anything and they are the ones who really know. If we make a mistake, we end up in prison. And so the women tell us, "I trust you, see, because with you treat me with kindness and care." I ask how the baby is, I tell them what to do if the baby's malnourished, to eat well, to have some *sopita de mora*, and all of that. And the doctors just have them take some iron pills that the women can't even stomach. "The [prenatal pills] that you give are much better," the women tell us. And one very gently asks them, "With your permission, let's see how we're doing here," and then you touch them like so, carefully. And so the women much prefer the midwife, they say, because there is more trust. The doctors might have all their knowledge, and I imagine they've studied a lot, right? But it all boils down to the same thing, because although they've studied for years, they come to do the same thing one of us does. But what one would never do is cut the woman and be touching her every second.

The doctors have stamped us down, they have us pinned under their heels, because they don't give us the freedom to attend births. Midwifery is necessary; it's necessary because of the trust the women have in one, they tell us everything, and sometimes the doctor doesn't palpate their stomach. They've told me, "Listen, the doctor doesn't even look at my face, they just stand there taking notes." Can you imagine? Babies die, but because they're doctors they wash their hands and then poof everything is fixed. Midwifery has been a calling since long ago. When one is having labor pains you want someone there holding you with tenderness, telling you kind words, but in the hospital they're going to stick you in a room, toss you any which way, and if you give birth then and there, they get mad, "Why didn't you say anything?" And so it's really rough. As for me, I feel happy working, and so women still come find me, and I think that helps, it shows that the women don't undervalue us.

You know what really gets to me? That I can't write. If I could write we'd be singing another tune, but no, I couldn't, I never learned to write. But with all one thinks and sees, that's something natural. Sometimes there are people who can write a lot, but they still make mistakes too.

—VICENTA MARTÍNEZ
Los Laureles, San Pedro

They said that midwives didn't have experience, things like that, that babies born at home can be contaminated. I mean, they cut our wings. But we live the importance of helping women, in her history, in her nine months, carrying her to term, helping her in any way you could. Since then, from there to here, I haven't attended any births. A woman always wants the support of another woman—she feels more trust with another woman. This is what all the women say, "How we wish you could attend our births!" But we have something stopping us; warnings carrying threats that if something happened, we'd go to prison.

—MARÍA MELIA MARTÍNEZ FLAMENCO
Palo Grande, Suchitoto

Things are really, really bad for us with the Ministry of Health, because the Ministry says that midwives don't exist, but midwives are here, here we are. We do their work, and they tell us not to, because going to visit a woman who is about to give birth or taking out stitches is their work. One does it, and takes pleasure in it, but they never say, "How good that you did this!"—no. At the health clinic they treat one like a hindrance, they don't recognize our labor, they treat us poorly. They tell the women, "You can't stay with a midwife." There are times when people don't have money to pay a car to pick them up, because the communities where we live are very far from the hospitals. It's horrible to get from the *cantones* to the hospital: a woman has to walk to catch a ride in a pick-up. So that's why women prefer to stay where they are, but the Ministry of Health tells them, "No. You have to go to the hospital, you have to stay in the hospital."

In my experience, women prefer giving birth at home because they feel more comfortable; they're there with their other kids nearby, although they can't do the slightest thing, they know that the other kids are there and that everything's okay and under control. But if they go to the hospital, that's three days when they're going to have to leave the other kids at home—it's not easy. So now these days they go because they are obligated to; they don't go of their own free will. When the due date is getting close, they tell them, "You have to go to the hospital, you're going to the hospital." And even though they don't have contractions yet, they get referred to the hospital. If in some case the woman doesn't go, there have been cases where they don't want to give the child his or her official identity, and so the women think, *how am I going to have a child if they're not going to give them an identity?*

—ANA TERESA ÁVALOS
El Pepeto, Tenancingo

Not one government has taken us into account. They haven't seen us as important people; it's the opposite, they've prohibited us from attending births in communities. We feel that they aren't taking us into account; they exclude us on behalf of the state. There's never been a moment where they've said, "The midwives are there," in a way where we'd be visible on the national or international level, and eligible to receive support from some government agency or other.

We are made invisible. I feel that it's a violation, it's a violation just telling us that we can't attend home births. Why? Because they are violating my right as a midwife and the woman's right to give birth in her community. Yes, it's a violence against women, as much against me as a midwife as against the people of the community. They are violating the rights of women who give birth in the community.

—NATIVIDAD ESCOBAR DE HENRIQUEZ
Istagua, San Pedro Perulapán

What I like best is helping women, one woman to another. It's logical to help each other, between women, because we all feel the suffering. I have attended more than three hundred births, above all when we returned after the war. Sometimes a birth would go past two in the morning. There has never been any recognition, never any pay for what we have given, not on the part of the government, nothing. They only reprimand us. One is already getting old, you can't do it alone anymore, you can't work anymore, after having spent one's life helping women. They should give us recognition.

When you used to bring someone to the hospital with complications they'd feel upset: "Oh no here comes Ángela. Oh my heart hurts when I see you coming, because it's always a woman with complications;" and it was true because they didn't even used to deliver babies for pregnant women there, but would send them to the Maternity Hospital [in San Salvador]. Nowadays, now that they've prohibited midwives, they scold me. When I brought a girl [to the hospital]: "Why are you coming with that woman, that midwife? Don't you know that's not allowed?" "I'm only bringing her," I said. "I haven't attended the birth." Just for bringing her, they reprimanded us. The girl's mom had come too, and she said to them, "Why are you scolding her? She has so much experience, she helped me give birth. She delivered this very daughter of mine!" I had delivered the girl who was now giving birth. "But it's prohibited!" "It might be prohibited, but you lot aren't there with us in the community," the girl's mother said. And when I went to leave the girl there, she started to cry. "Don't worry, don't worry," I told her. "You have to push when the baby calls you."

We have been mistreated at the hospital, mistreated because they say we can't do our work. But before there were people who admired you, because women who I've attended, when the doctors see, when they do pap smears, and there haven't been any vaginal tears . . . one had given birth three times and they asked her if she'd never had kids, "What do you mean, Doctor? I've had three." "And who helped you deliver?" "The midwife." "The midwife didn't let a single birth give you a tear." In the hospital, women always get tears; but not with us, because one takes care to prevent them.

—ÁNGELA LUZ BARAHONA DE ÁVALOS
Copapayo, Suchitoto

The little of it that I understand is that the ministry doesn't want us to attend births, but they don't realize that for that same reason many women are dying, because they aren't able to get to the hospital. A lot of babies also die in the womb and don't manage to arrive.

They don't trouble themselves with the poverty of the people. We hope that the Ministry of Health takes us into account, because we are doing a service in exchange for nothing. At least they should give us a little recognition, even a basic food basket, monthly if possible. We live off of what God gives us, and that is the fight, and well, may the Ministry recognize us one day. Because how long has this work been going on? But they aren't on the ground in the communities. By night, there's only the midwife, by day there's the health promoter, but the health promoter is gone at night. They don't come every day, sometimes every other day or only when they have something in particular to do. They didn't hire us to work as health promoters because even though some in the association have training, I at least can't read, not to mention write. Thanks to God what I've learned has stayed in my head. The people who got those positions all had education.

—TOMASA JOVITA TORRES
Mazatepeque, Suchitoto

I give thanks to God that we were able to do the work when women most needed it . . . and we did it with pleasure and we felt satisfied, but sometimes it hurts when one looks back at all the time we've been at this work, and the fact that we did the work when the communities most needed it but we have never been given recognition by the Ministry of Health. A director in the hospital, a woman, once said to us that if it were up to her midwives wouldn't exist, we would all disappear. Imagine how one felt. I dream that I'm attending a birth; and even though we want to keep working, due to the Ministry's rules, all births have to take place in the hospital. One can't work anymore . . . you can do it in an emergency because we aren't going to let a woman die, and if the woman feels good with us, then we'll help her deliver.

I had a case, the last birth I attended, and after the birth at the check-up the doctor asked the woman who had given birth, "How many babies do you have?" "Two." "And where did you have the first one?" "At home." "And who delivered the baby?" "The same woman." "And what's her name?" The doctor said to her.

"And don't you know only bitches give birth at home?"

That's what the doctor told the woman who gave birth, and the women will then tell us. What is one supposed to feel? That was the last birth I delivered in my community. And look, on a Wednesday the health promoters from the Ministry were there because she didn't want to go to the hospital, and by Thursday the doctors were there, telling her that if she didn't go to the hospital, the police would come to take her there. And the baby girl was born on Tuesday, and that's what the doctor told her afterwards. So it happens that many women tell us stories of how the doctors treat them, and how they tell them they shouldn't let a midwife come see them, ay, it's so hard . . . after everything one has done.

At home, if the woman can't bear to sit, "Lie down, rest." If she stands up, we stand behind her, accompanying her, preparing some milk for her, brewing her a drink. Because I have a lot of faith in some of the teas that we give to the women, when they are having labor pains for example, then lime tree root is really good for speeding up the contractions. And so we give her teas, all that, we're talking to her, we take the same steps that she takes. The women feel good. And you know that in the hospital it's not just one patient that they are treating, because they haven't yet finished one birth when another starts. And I get that, but they should make an effort to understand our work as well. And if something happens to us in a community, if a baby dies or a patient does, we get sent straight to prison, and for them women die and they go home, no consequences.

—MARÍA DOLORES HERNÁNDEZ DE RIVERA

Zacamil 1, Suchitoto

I'd like the government to give us a basic food basket, you know, one needs to earn something. I've never charged women, maybe they'll give me five dollars, but I don't like taking money from them because they do all the work. But the economic side is difficult, I've even had to pay [laughs] for transport for a sick woman—me, pay. There in the community everyone agrees, everyone knows me. The most necessary thing is a distribution for those that need it, for the poor, those without a living. And the doctors don't take us into account, they never take us into account. And how they profit having the women there, when they have a girl there seven, eight days, then they collect the insurance and all that. And so if women don't go there to have a baby, then they lose money. They want to profit, I guess.

I go wash women's clothes, cook for them, for fifteen days after the birth. It makes people feel good. They just call me *mamita* and *abuelita* and one feels happy. Midwives are important because one takes charge of the pregnant woman and the women have a lot of trust in you. They tell us their stories, about what they have lived. They want to give birth at home, but as they can't . . . what's more, it's a long way to get to the hospital. At the first signs they call you, and with the first labor paints there already isn't much time to waste. I always go [to the hospital] with them, with all the women in my community. And when they're admitted, you have to visit them every day, every day. The people put their love in you, their trust. I carry them. It's harder for them alone—you have to go and give them information, you always have to be there for them. Because there are births that go quick! The last birth I attended was three months ago. When one attends a birth then you have to go to the mayor's office with the woman and the witnesses. And they scold them: "You are foolish! Why stay home with that woman in the community?"

—FRANCISCA CATALINA BLANCO HERNÁNDEZ
El Milagro, Suchitoto

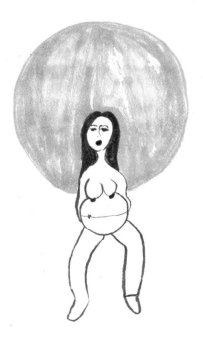

The Full Moon, Noemí Delgado, 2021

I was born in 1947 in the Istagua de San Pedro Perulapán *cantón* in the Cuscatlán region. My first experience was in '67—there was an emergency with a pregnant woman, she was in the street, and she was having big contractions and they carried her in a hammock to where the ambulance was going to arrive, but there wasn't time. When I saw that the baby was coming fast I took her to the little house where I lived, where I still live to this day. Back then my bed was a mat woven from bamboo—and there I had spread a few cloths, not many because there weren't many, and there the baby girl was born. My mom said to me—she was already disabled in bed then, because you see she used to attend births, she had been a practicing midwife, and so she said to me, "You're going to do it this way, you're going to measure and then tie it good and you're going to cut here at these two points." That was how my mom taught me what she knew. She was the midwife for that community there.

In that time there weren't any buses, there was no road, there was only a small path. After I attended that birth, when people couldn't find someone they'd come look for me. And I'd say to my mom, "They want me to go see a woman. How do I do it?" My mom told me, "If the baby's already born, take these fingers and measure the umbilical cord and tie it there, and if it hasn't been born yet tell the woman to bathe from the waist down because sometimes that helps." Before they'd give one lime tree root, you'd boil a little piece of the root and that would quicken the labor pains. That's what my mom used, lime tree root. She taught me how to *sobar*, to massage. This was where you felt the baby's position and checked how it was feeling, you know? And if it was transverse you had to go to the hospital. I found it pretty difficult at first, I felt scared when the woman was having labor pains, *My God, it's just you and me, Lord,* I'd say.

The first thing one does is put water to boil and put the cloths you're going to use in it, that helps the vagina open. And when I go to touch a stomach, you feel where the head and feet are, and then one knows more. I tell them, "Listen, it's not time yet; there's still a little time to pass. If you want a bath, have one." And I am there taking care of her, pouring little basinfuls of warm water onto her, and if she wants to walk we walk together walking and talking. When the contraction comes, depending on the length because when they're every two minutes, not quite yet, almost time, then you have to put her in a bed and be ready for the moment. I go along with her, motivating her, I say, "Giving birth isn't a problem, it isn't a sickness. Having a baby is like when you plant a little plant and you're taking care of it and it's already produced flowers, and then the fruit comes and when it comes to term the fruit falls because it's ripe, that's what having a little child is like."

My mom did it voluntarily, just like I did, *Dios se lo pague*, I am thankful. I had a neighbor who'd always come and find me whenever she needed and she gave me a coin once, "Take it, even if just for your coffee." Sometimes one spends the whole night there with the poor woman, but you do it freely, you see. It gives me joy, you know, a girl comes all the way from Ilobasco because she wants to know what position her baby is in. Word spreads, right, and recognition will spread all the way to the most far off, remote places.

They say that my grandma also did these little jobs. My grandmother, my mother, and now me. And now I want to pass this on to my daughter, so that she can also do this service because one never knows what's coming next. I tell her that I'll teach her, and I have books there. My daughter says to me, "I want to follow your work, mom." This comes from the ancestors and it makes one feel happy to serve women. Listen, the other day they came to find me at home, to come to Tecomatepe from the other side of the bridge, I went over there and listen... Do you think I could climb down there? The house was all the way down below and I couldn't climb down because of the pain, you see. The woman had to climb up to me, and we did the check up in the church because I couldn't bend my knees to climb down there. One would feel sad to die and not leave that knowledge with another.

—VICENTA MARTÍNEZ
Los Laureles, San Pedro Perulapán

Lime tree root, three pieces, you measure it out, you wash them well, crush them up and put them in two cups of water. When the birth is going slow, you have to help the woman, and so I've always given them this tea, or if not that then sweet chile root. Cut a quarter of the root, rinse well, grind it fine and add two cups of water. The bean of *tecomasuchi*, trumpetbush, can also be crushed and dissolved in two cups of water—it's a yellow flower, and once it's dried out it bursts and there's a little seed inside. The bark of the morro tree as well: a quarter of the shell well rinsed and ground up fine. That works even on a cough! You'll see how well! I learned all of this from the midwives who attended me.

What I most enjoy is catching the baby when it comes out. That's what I most like, being there during the whole birth process. The women even invite me to go to their houses. In the first stage you have to go take a look at them and tell them that it's not time yet. Then in the second stage one gets them ready for the birth. Then in the third state it's a pain they feel, you feel it here [lower back]—then the baby is about to be born. There are some women who like to give birth on the floor, sitting upright. That way there's more force than lying down. I sometimes give them a rope to grab and pull while they push, and the baby comes out easy.

I've never had problems. And when the head comes out you already have to examine it and you already know how you're going to pinch to cut [the umbilical cord]. It's nice because you learn more and more the more you do it. At the beginning my husband was pretty angry, but I paid no attention and went anyway. Sometimes at midnight they'll come and find me with a horse in tow and say, "We have to go." In the middle of a storm, enduring the rain, but you did what you had to do, you have to keep going. That's why the people want me here, they trust me.

—FRANCISCA CATALINA BLANCO HERNÁNDEZ
El Milagro, Suchitoto

We learned from other midwives to give them a cup of oregano leaves, a few, like a small handful, in hot water, as hot as the woman can take and that helps speed up the labor pains. Also morro root, three or so pieces of morro root, that also helps the work of birth, it makes it faster, and there are other herbs also like avocado pit. If a woman seems like she's about to give birth, what we call the second stage, if the baby has stopped coming out and the woman seems worried, she doesn't have any more strength and she's having cold sweats, then one has to have hot water ready and put three little spoonfuls of sugar, like a homemade electrolyte drink, as warm as possible, so that she warms up and gets her strength back to push the baby out.

—MARÍA HIGINIA "PATRICIA" HERNÁNDEZ
Zacamil 2, Suchitoto

The plant we use, a piece of lime root, and *orejas de chucho*, those leaves that have little burs that stick to you, all stewed. You cut the piece and boil it. Or one tells the woman to buy some cloves, and you steep about seven of them, and the birth goes easier. Spice vendors sell them. There are many plants. One asks, "What can I give to this or that woman for it to go easier?" "Ah, give them this." And so you grow your knowledge. My dad and mom would tell me, "Boil cloves, brew lime root, and root of oreja de chucho." *Ciguapate* is also good, to help the baby come out. But not now, the people don't believe anymore.

Looking back, in that time there was a gentleman who'd pass through announcing the moon with a drum, so even the men could keep track, and after he had left they would all go to have sex, all following the moon.

Those gentlemen knew something about everything. All of it based on nature. When the moon is full, childbirth is easier. When the moon is small one doesn't have strength, the baby doesn't have strength. Listen, the birth should take place when the moon is mature so that the babies don't turn out sick, and all of this you learn from your parents. When the moon's what we call a quarter-of-eight it's a good time to get pregnant. Today no longer, they don't watch the moon anymore. People eat too many chemicals now and that also affects things

They come find me to *sobar*, to massage them, the women trust me. The last time I attended a woman, they said, "The baby's sitting up." "I'm going to try a stimulation" and what'd you know but the next time I saw her the baby was in the right position. It doesn't change right in that moment, but if they have faith it changes. I watched a woman who massaged, that's how I learned. During the birth I ask them, "Listen, how would you like to do this, how do you feel it would come out easier? On your side, or lying back?"

That's what I ask them. And when the labor pains would come, I would massage them. And baths with warm water, you'd bathe the woman. I'd tell the husbands, "Put on some water and warm it up, we're going to give her a bath." The bath helps a lot, to relax her, to help release the baby. Just warm water, and walking. You help her walk. And when she can't walk anymore, "Lie down." I've never had a baby die, not one. If I saw one couldn't breathe, I'd put my mouth on theirs to give them air. What didn't I try? And the little creatures didn't die. After I'd see to the woman, cut the cord, clean up, and put the baby to breastfeed. While the baby is nursing I help the mom.

They taught us to eat cheese and chicken after a birth, soups. "There's a hen for the new mother," they'd say. And cheese, and chocolate, that helps their veins with the dysregulation. It's a tradition. You see, our parents, our grandparents, our great-grandparents—all were born with a midwife. One of my daughters wants to learn. And they tell us that we can't. The [government] health promoter said we can't attend births. In one house she even came and told them, "Do you see a midwife? Don't let her treat you because they can't."

—MARÍA MARTINA LUCERO
Primavera, Suchitoto

I feel these things are like illuminations. I think it's like God gives one this purpose, in what one will be—midwife. Because imagine that I knew nothing, nothing at all, and gave birth alone. My other kids were delivered by my mother-in-law—she was a midwife. I watched her, when she attended me giving birth. With all my other kids' births, I paid close attention to what she did and learned.

—MARÍA AMALIA MOLINA MENJIVAR
Ciudadela, Suchitoto

There was a midwife named Carlota . . . we loved this woman like a mother; we called her "Mama Carlota," because she helped my mom deliver all her children. And she attended me when my first child was born. We lived in a gorge at the edge of some rivers—without light, without running water, just the river running past. But we didn't suffer because there were wells there where we'd go to bring water to drink and wash. But yes, she attended the birth of my first son. And of my eight children, only one birth, which was twins, was in that little hospital [at Mesa Grande] and those doctors, total strangers, helped me deliver. Other than that, a midwife has attended the births of all my children, and it's a tradition that comes from the past. Where was there ever a doctor? This is the tradition of many years—and now they want to get rid of it.

How could a natural birth not be better? Because the woman has the chance to walk, and the baby can drop, with every labor pain. If you lie down, then you don't have strength when the contractions come, but if you stand then with every little pain the baby drops. How are people supposed to have strength while lying down? And at home you position the woman one way or another, however she feels best. If she says, "I can't hold this position." Well then get up. "I feel good like this." Well then stay like that. And we are there taking care of her. It's just that with a homebirth, as long as the pregnancy has been normal, how could it not be better? I love attending births, I dream about attending births, because one just feels so . . . ahh . . . I have so many kids who visit me at home and I tell them, "Look there, your umbilical cord is buried right there."

—MARÍA DOLORES HERNÁNDEZ DE RIVERA
Zacamil 1, Suchitoto

What we know and have recognized and lived is that the work of a midwife doesn't come from today, doctors came about much later. Midwives came first before doctors, because in the past midwifery has come from generation to generation, as culture. But little by little the patriarchy has restricted things and come to limit this ancestral work, this good work, because the natural is best. The herbs and everything that is done with the hands, with the intelligence. I'm not saying that science isn't good, but nature is better and comes generation after generation. We don't want this to disappear, because it's better for us women. A humanized birth is the best there can be. Like how it's good in nature when a baby is born in water and nothing bad happens, because it's been in water in the womb; and after birth, the tea for the mother, something hot.

The risk run if there aren't midwives is that there are maternal and neonatal deaths in our municipality and at the national level, because when that human attention disappears so does the trust. There are still women who don't go to the hospital, they don't go, they prefer to deliver alone at home, and others who are attended by midwives . . . but if this isn't done anymore, I don't doubt that they'll see more stillbirths and maternal deaths, and that's what we want to prevent. Passing down this practice, midwifery, isn't a fad, it's because birth is natural and should keep being natural. We don't want birth to be over-medicalized. There are core reasons: one, because there's no trust, because women are mistreated; another is the distance because there are roads with no access, and sometimes there are no ambulances at the hospitals. You have to look for a ride and pay to be taken to the hospital. And if the woman has little resources, how will she pay to get there? There are women who are nineteen, twenty kilometers from the hospital. So how can a woman get there if it's already the middle of the night? There is a maternity house for waiting, where they tell women to come fifteen days before giving birth, but reality tells us something else; they have children at home, and they're afraid to leave girls at home because of sexual violence. They also have their animals, which they survive off of, their hens, and that prevents them leaving home for fifteen days beforehand to wait at the maternity house, because it's not easy for them to go.

Our demand is to the central governments, the Legislative Assembly as well as the Ministry of Health, for their support for and recognition of the work we have done for many years. We ask that the work of midwives is recognized as ancestral knowledge, and be recognized as cultural patrimony by the Secretary of Culture; and that it be recognized in and of itself by the Legislative Assembly so that the Ministry of Health receives orders to incorporate us and use the resources that they have so that our midwives can receive recognition.

We have young midwives because there are generational shifts that we are making because it isn't possible that after so many years of attention and how births are natural and not by definition medicated . . . because it's not the same thing for a woman to go to the hospital and they tell her, "Come in" and stick a needle in her and say, "I'm going to give you a prick," as for her to go to a midwife and she says, "Come in and have a tea." By nature, thousands and thousands of years back births have been natural and not by definition medicated. It's human, really, because the women in the communities already have that trust. The midwife lives in the community 365 days a year. We don't need to ask the community to recognize us, the community has recognized us for years.

—VILMA COREAS GUZMÁN
Aguacayo, Suchitoto

The hope is that things go back to normal, and that every woman is free to have her children wherever she wants and however she wants. Another hope is that one day midwives will be recognized, because we have worked out of love for the woman, not expecting anything in exchange, but it's also got to be taken into account that this is health work. We have spent many years pouring our energy and work into others, and so I believe it's high time that others also see that we have performed work on par with a doctor's role, but that doctors don't do the work as they should, humanely. Doctors do it for money, and we have done it for love, it's so different—for the good of the women and the children. It is a fight. I've had some experiences with my husband, because of jealousy, because I'd go out at night . . . And even then I didn't stop, I didn't stop going, even though he'd get jealous, even though he said he'd leave me. I told him, "I learned this work for free and I'm going to give it for free, and you're not going to stop me."

—ESTELA VILLACORTA RIVAS
Milingo, Suchitoto

Maybe those of us who are older won't see this change, but may the new, younger midwives see these changes, may they be recognized, not looked down upon. It would be good if they were recognized financially like the government health promoters. Right now we feel the support among us midwives who are organized, that's how I feel it. The support I feel right now is only in the group, because we have no support from the Ministry of Health, zero recognition. With that support, though it's not financial, we feel united, we get along, with that one feels good. With that we've gained a lot, and one can keep making gains, so that we don't stay behind, so we always keep fighting. There are communities where the midwives are even more isolated because they don't have an organization, they only have their spirit, just spirit and the strength to keep fighting to help women.

—BONIFICA ASCENSIO GARCÍA
Los Henríquez, Suchitoto

I've always loved working with women and also knowing our rights. I like the moment when we measure the diameter of the woman's belly, how you feel the baby's movements, I love that. As an association, we are thinking about generational change. The women who are already quite old pass their knowledge to the young women, but I think there are many young women who aren't willing to do work they aren't paid for because in this day and age what they look for is financial recognition and midwifery is voluntary. You can't wait for someone to give you a salary or pay for what you're doing, it has to be born from your heart, as we say in the association: it's the call to help other women. But what is wanted is for the government to recognize the work of these women, work done for years, not that the mothers or fathers of the babies give the midwife compensation. And up until now, instead of safekeeping the knowledge of midwives, what the government is doing is leaving it to be forgotten.

—MARÍA DE LOS ÁNGELES ACOSTA ARDÓN
New generation of APRA
La Mora, Suchitoto

I now have spent maybe six years with the midwives, serving. And it motivates me, I like working with women. Here in the community, the women have a lot of trust in me. When they want prenatal pills or something they tell me, or if they have an illness they tell me about it and I tell them what I know. We come through every month, and so the women have let me know that they feel very happy with us, because not just anyone comes through every month to give them their vitamins, to check their bellies with love, because everything is done with love—every month without fail. It's important that there's a midwife in every community, because at the moment there's a concern, when she can't do it, when she has no way to get to hospital, no transportation, then there the midwife should be, ready to attend the birth.

I feel that it's a violation of the rights of women to not let women give birth in their communities, in their homes, with a midwife. As midwives, and as mothers, we don't want this work to be lost, because midwifery is very important, it really helps women and it helps communities. We don't want this tradition to be lost. The work of midwives is nothing new, it has been growing and evolving for a long, long time.

—REINA MARLENIS ESCOBAR FIGUEROA
New generation of APRA
Valle Verde, Suchitoto

ACKNOWLEDGMENTS

As we prepare to publish this book, the world is watching the genocide of the Palestinian people be committed by the same imperialist powers that are responsible for the loss of eighty thousand lives during the armed conflict in El Salvador in the 1980s. I honor the brave people giving birth alone and those stepping up to attend births in the middle of massacres today, like many of the parteras of the Association of Midwives Rosa Andrade (APRA) did only a few decades ago.

I honor each midwife who has been, and will be, killed in the line of duty. Colonial violence echoes for centuries when Indigenous midwives and medicine women are murdered. Communities lose the sacred wisdom that is their birthright when they lose their matriarchs. I honor all of the parteras' children, family members, and friends who were lost during the Civil War.

I honor the awareness that the current genocides happening around the world—from Palestine to Sudan to the Democratic Republic of the Congo—are not separate from what happened in El Salvador, nor are they separate from any of us today.

I deeply admire the parteras in Suchitoto for living in constant recognition that they are in connection with all that is. They embody reciprocity in the way they are embedded in their communities, in the way they commune with the plants and the elements, and in the way they stay organized.

This book is an altar dedicated to the parteras of APRA. It is a prayer that their words spread in the wind, germinating seeds of resistance. The association's unique origin story of being birthed from armed conflict is a testament to the unbreakable spirit of Salvadoran women. After losing so much to the inconceivable violence inflicted on them, the parteras rooted themselves in a collective dedication to protecting their people—both caring for the health of their communities and conserving an extensive body of knowledge about ancestral technologies for safe and empowering births.

Thank you to the parteras of APRA for their trust and commitment to this project: María Melia Martínez Flamenco, Bonifica Ascencio García, María Amalia Molina Menjivar, Fredelinda Antonia Recinos de Cerón, Vicenta Martínez, Ángela Luz Barahona de Ávalos, Cecilia de María Rivera de López, Francisca Catalina Blanco Hernández, Ana Teresa Ávalos, María Higinia "Patricia" Hernández, Tomasa Jovita Torres, Natividad Escobar de Henriquez, Lucía Rutilia González, María Martina Lucero, María Dolores Hernández de Rivera, Vilma Coreas Guzmán, Reina Marlenis Escobar Figueroa, María de los Ángeles Acosta Ardón, Sandra Maricela Flores, María Magdalena Rodas Arias, Dolores Margarita Marroquín de Hernández, Estela Villacorta Rivas, Angélica de la Paz Martínez León, Morena Elí Orellana Menjivar, Sonia Alicia Cruz Montoya, Yessenia de Jesús Canjura Trejo, Pedrina Ángela Calderón, María Antonia Landaverde, Emilia Marinet Sánchez, and Marina Martínez.

This book is also dedicated to the folks who have shown APRA such steadfast international solidarity over the past several decades. The organization Medico International Switzerland, and in particular Maja Hess, who support the midwives' work not just materially but spiritually by being so unwavering in their commitment to the association. Joan "Juanita" Condon, who was the executive director of the International Medical Relief Fund when the IMR set up the training program for the midwives of Suchitoto; she has been a fierce ally of the midwives since APRA's inception and continues to uplift them. Deborah Abramsky, who provided training as a nurse-midwife with the IMR Fund to the members of APRA following the war. I have heard Deborah's name countless times, as the midwives' gratitude toward her continues to reverberate in their work. The supporters of APRA embody a spirit of interconnectedness that is inspiring and makes the world a kinder place.

I spent nearly a year living with Patricia Hernández's family in 2019 while collecting the testimonies for this book, and they continue to open their home to me whenever I go visit. Thank you to Keylin Guardado, Jonathan Guardado, Dilcia Guardado, Amílcar Guardado, and Verónica Escamilla for sharing so much wisdom and love with me. You have become family. And thank you to the community of Zacamil Dos for always receiving me.

I met Luz Salama-Tobar at our Fulbright grantee conference in 2019, where we were both preparing for projects in our families' home country of El Salvador—I to work with the parteras of APRA and Luz to work closely with Najnantzin Tamatxtiani, some of the last native speakers of the Náhuat language who teach children from the Indigenous community. While in El Salvador, we visited each other often, and Luz witnessed APRA's impressive organizing work at their monthly assemblies. I am eternally grateful for the beautiful collaboration and friendship we continue to cultivate. The beginning of the pandemic was a precarious time for both the parteras and the Náhuat-speaking women, and creating Cuidando a Las Que Nos Cuidan together was a meaningful way to generate international support for both groups of women. Thank you to everyone who has contributed to Cuidando a Las Que Nos Cuidan.

Luz's mother, Calixta Leonor Tobar Escobar, a strong and widely loved Salvadoran woman, tragically passed very suddenly from

COVID-19 in 2020, so this book is also dedicated to her. I know Calixta is watching over us and supporting all of the amazing advocacy work that Luz does in her community. Thank you Luz for taking the beautiful portraits for this book, but more importantly for inspiring everyone around you to create beauty in all circumstances.

After reading the testimonies, my best friend, Tal Milovina Mancini, would always talk about getting them published and making them accessible to a wider audience. I am so grateful to him for holding that vision and for his steadfast support throughout this process. His political astuteness, dedication, and attention to detail has truly brought this version of the book to life, and there is no one I would trust more to take such loving care of this project.

Thank you to Holly Meadows-Smith and Irrelevant Press for helping us publish the first version of this book, in 2021. Irrelevant Press is doing revolutionary work to make publishing accessible and community-oriented, and their commitment to this project early on inspired us to keep working on it.

Thank you to Emma Lloyd for translating the testimonies so thoughtfully and meticulously. I am very grateful to have been able to work together on this project.

Thank you to Noa Mendoza, Elisa Taber, Hugo García Manríquez, and Kristen Steenbeeke for your detailed editorial work and to everyone at Seven Stories Press for making this book possible.

Thank you to my family—Shara Lili, Jill Esbenshade, Julio Delgado, Timoteo Delgado, Anthony Rodriguez, Sherlan Lord, Lychelle Kime, and Hannah Ross—for believing in this project, and for giving me the freedom and trust to do the work of supporting birth givers and archiving APRA's stories.

Thank you to my abuela Maria Francisca Rivas, who was born at home in El Salvador into the hands of a partera whom she loved and respected. My abuela was the first person to teach me the importance of safeguarding people's stories. I have hours and hours of testimonies recorded—her speaking about her childhood, her life at the beginning of the Civil War, and her immigration story—which became more valuable than gold to my family when we lost her to COVID-19 in 2022.

Finally, this book is dedicated to those working to decolonize birth around the world. This is a time to strengthen localized resources that have always existed and to protect the medicine that brings us closer to the earth, to the moon, and to each other. This book is part of a wider effort to recognize and uplift the traditional midwives who have been keeping their people healthy for thousands of years.

—NOEMÍ DELGADO
San Diego, California
2025

TIMELINE OF KEY EVENTS

1524: Spanish colonizer Pedro de Alvarado's attempt to take over the Indigenous territory of Cuzcatlan fails as the Náhuat-Pipil successfully fight to defend their land. *Partería*—an earth-based art practice that gets passed down from generation to generation—is integral to the health of Indigenous communities.

1525: Spanish colonizers begin stealing the land of the Náhuat-Pipil, Lenca, Maya Ch'orti', Maya Pocomam, and Cacaopera peoples, which is now known as "El Salvador."

1821: The Republic of El Salvador achieves independence from Spain after three hundred years of colonial rule, initially as part of the Central American Federation and then as a sovereign state two decades later.

1846: The Salvadoran government invests in coffee for the first time, offering tax breaks to anyone who plants more than five thousand trees. Over the next decades, through a series of vagrancy laws and the abolition of communal land ownership, a feudal system of coffee plantations, *fincas*, emerges.

1871–1927: The coffee industry gives birth to an oligarchy that controls the majority of land and wealth in El Salvador for this period known as the Coffee Republic. By the late nineteenth century, Las Catorce Familias (the "Fourteen Families"), all descendants of the Spanish colonizers, gain near-total control of El Salvador's governance, prioritizing the production of coffee, sugar cane, and cotton for export rather than the growing of food for the Salvadoran people.

1912: President Dr. Manuel Enrique Araujo founds the National Guard, a branch of the Salvadoran Army created to protect the interests of the country's landowners who face growing demands from workers and peasants for just pay and better treatment. Over the next eighty years, the National Guard gains a reputation for committing human rights abuses throughout the countryside.

January 22, 1932: Indigenous and communist groups lead an uprising against President Maximiliano Hernández Martínez's extremely repressive government. In response, the Salvadoran government begins La Matanza, a genocide of thirty thousand primarily Indigenous campesinos and organizers. They assassinate key figures such as Farabundo Martí, one of the founders of the Communist Party of El Salvador, and Náhuat-Pipil leader Feliciano Ama.

July 30, 1975: High schoolers and students from the University of El Salvador peacefully protest the government's spending one million *colones* on hosting the Miss Universe finale amid extreme economic inequity and military repression throughout the country. The National Guard and National Police open fire on the demonstrators with machine guns, massacring at least a dozen students.

February 24, 1977: Carlos Humberto Romero is declared president after an election marked by fraud and violent repression. His presidency is backed by ultraconservatives, and he declares the Popular Revolutionary Bloc—a mass coalition of workers, peasants, students, and Marxist-Leninist revolutionaries—illegal.

October 15, 1979: A coup d'état backed by the United States overthrows President Romero and establishes the military dictatorship of the Revolutionary Government Junta (JRG). The US supports the JRG and its paramilitary death squads with funding, weapons, and military training, with the express aim of protecting US economic interests from a leftist revolution. This marks the beginning of the twelve-year Civil War.

March 24, 1980: Archbishop and liberation theologist Óscar Arnulfo Romero is assassinated. The day before, Romero had given a sermon imploring the Salvadoran military to stop killing their own people. A month earlier, he'd written a letter to US president Jimmy Carter urging him to halt military support for the JRG. Hundreds of thousands of mourners attend Romero's funeral, which becomes the largest demonstration in El Salvador's history.

October 10, 1980: Five major leftist guerrilla groups consolidate under the Farabundo Martí National Liberation Front (FMLN), an umbrella organization with both political and military wings organizing to overthrow the oppressive dictatorship and restructure an unjust society.

December 11–13, 1981: The US-trained Atlácatl Battalion carries out a massacre of around one thousand civilians in the village of El Mozote, located in the Morazán. The heart-wrenching details of what the Atlácatl Battalion did to the people of El Mozote make this massacre emblematic of the Salvadoran military's scorched-earth policy, killing and burning entire villages in the name of eradicating support for the insurgency.

1981: The United Nations High Commissioner for Refugees and other international organizations begin administering refugee camps in neighboring countries, including Honduras, Nicaragua, and Costa Rica, for Salvadorans fleeing the military's brutal war. By 1986, the Mesa Grande refugee camp, in Honduras, is home to eleven thousand displaced Salvadorans. Although the camps are established by the UNHCR, the military patrols them, and refugees are not allowed to leave. Hundreds of people in the camps die due to illness, malnutrition, and sanitary issues.

1981–1992: Out of necessity, many Salvadoran women begin attending births in rural areas and refugee camps. Guerrilla fighters and *gente de masa*— unarmed civilians who belong to mass organizations like the FMLN—learn *partería* from their mothers and older midwives in their communities and are trained in other medical skills by doctors working in guerrilla camps. The mountains and forests around the municipality of Suchitoto, in the department of Cuscatlán, become a key FMLN stronghold.

1987–1992: Thousands of Salvadorans who had forcibly lived in refugee camps set up by the UNHCR for a decade return to El Salvador and begin building new communities with very limited resources. *Parteras* become central fixtures in these new communities, which have no hospitals or running water. To this day, many of these communities remain highly organized and feel connected to the shared identity of being *comunidades repobladas*, "repopulated communities."

January 16, 1992: Negotiations between the Salvadoran government and the FMLN are held in Mexico City and mediated by the UN. They sign the Chapultepec Peace Accords, marking the official end to the twelve-year war.

1993: Forty-five women identified as leaders and midwives by their communities begin receiving additional medical training in Suchitoto, Custcatlán, from a program set up by the International Medical Relief Fund (IMR).

1994: The midwives who participate in the IMR training program form the Association of Midwives Rosa Andrade (APRA) and begin working together as traditional midwives to deliver lifesaving care to their communities in Suchitoto.

September 8, 2000: The UN General Assembly signs the UN Millennium Declaration, a document outlining eight Millennium Development Goals (MDGs) that 189 member states unanimously agree to achieve by 2015. The goals and targets shape the work of the UN around the world and determine each country's eligibility to receive international aid from the Millennium Challenge Corporation. Among goals to "eradicate extreme poverty" and "combat HIV," the fifth MDG is to "improve maternal health," which will be measured in part by the proportion of births attended by "skilled personnel."

2005: In preparation for the September World Summit, the UN releases the Millennium Development Goals Report for the periodic assessment of progress toward the MDGs. Based on its indicators for Goal 5, the report finds that "progress has been made in reducing maternal deaths" but "not in the countries where giving birth is most risky." It also notes "major improvements" in North Africa and Eastern Asia in providing "medically skilled attendants at birth."

2011: In response to the Millennium Development Goals Report, the Salvadoran Ministry of Health adopts the Estrategia Plan de Parto ("Strategic Birth Plan"), which states that all births must take place in a hospital. Around this time, government health workers begin a campaign to disempower community midwives by threatening them with jail time if something were to go wrong at a birth. They also spread misinformation about the safety of home births by attacking the skill and expertise of community midwives.

2020: COVID-19 cases overwhelm the Salvadoran hospital system, and many people are unable to access medical care. Midwives who stopped attending births as a result of the 2011 policy begin attending clandestine births in their communities again.

2021: First Lady Gabriela de Bukele's Nacer con Cariño ("Born with Love") law passes in the Legislative Assembly, establishing some important rights for people giving birth, including the right to be accompanied by someone for support during birth, and theoretically banning health personnel from performing any intervention without receiving informed consent. Protections for traditional midwives are not included in the law.

2024: The majority of the land in El Salvador remains controlled by the descendants of the original Fourteen Families of the coffee oligarchy: 4 percent of the people in El Salvador own 60 percent of the land, and 40 percent of people in rural areas own no land at all. Only 5 percent of Indigenous people own land.

2025: The members of APRA celebrate thirty-one years of caring for their communities as an organized association.

ABOUT THE AUTHORS

Founded in 1994, the ASSOCIATION OF MIDWIVES ROSA ANDRADE (APRA) is a group of thirty midwives caring for the reproductive health of thousands of people living in thirty-five rural communities in the municipality of Suchitoto, Cuscatlán, El Salvador. Most of the members of APRA either began or continued the work of attending births during the twelve-year-long civil war from 1979 to 1992, when pregnant people in rural areas and guerrilla and refugee camps could not seek medical attention due to the extreme terror inflicted by the US-backed military dictatorship. Rooted in solidarity and a commitment to their communities, the members of APRA continue to care for pregnant, birthing, and postpartum families today. The current members of APRA include: María Melia Martínez Flamenco, Bonifica Ascencio García, María Amalia Molina Menjivar, Fredelinda Antonia Recinos de Cerón, Vicenta Martínez, Ángela Luz Barahona de Ávalos, Cecilia de María Rivera de López, Francisca Catalina Blanco Hernández, Ana Teresa Ávalos, María Higinia "Patricia" Hernández, Tomasa Jovita Torres, Natividad Escobar de Henriquez, Lucía Rutilia González, María Martina Lucero, María Dolores Hernández de Rivera, Vilma Coreas Guzmán, Reina Marlenis Escobar Figueroa, María de los Ángeles Acosta Ardón, Sandra Maricela Flores, María Magdalena Rodas Arias, Dolores Margarita Marroquín de Hernández, Estela Villacorta Rivas, Angélica de la Paz Martínez León, Morena Elí Orellana Menjivar, Sonia Alicia Cruz Montoya, Yessenia de Jesús Canjura Trejo, Pedrina Ángela Calderón, María Antonia Landaverde, Emilia Marinet Sánchez, and Marina Martínez.

NOEMÍ DELGADO is a doula, body worker, and childbirth educator. Born in California, she began her birthwork journey while living and working with midwives in her family's homeland of El Salvador. She accompanied the Association of Midwives Rosa Andrade during a Public Health Fulbright Fellowship in 2019. She is codirector of *Matronas: The Struggle to Protect Birth in El Salvador* (2021), which was an Official Selection at the San Diego Latino Film Festival and the Oakland Short Film Festival and was nominated for Best Short Documentary at the fifteenth Annual BronzeLens Film Festival. Delgado is dedicated to uplifting ancestral wisdom and challenging the systems that attempt to erase it; *Guardianas* and *Matronas* are a part of that effort.

EMMA LLOYD is a translator and writer working across genres—from poetry to narrative to film subtitles. Her ongoing translation of Pedro Lemebel's *De perlas y cicatrices* (*Of Pearls and Scars*) won a 2019 PEN/Heim Translation Fund Grant. She is the translator of Julieta Vittore Dutto's debut poetry collection, *Un lugar interminable* (*An Endless Place*) (2022), as well as subtitles for Tatiana Huezo's *Prayers for the Stolen* (2021) and Mattis Appelqvist Dalton and Matteo Robert Morales's *The Time of the Fireflies* (2022). She has a master's from the Graduate Center at the City University of New York and is currently pursuing a PhD in Comparative Literature at the University of California, Berkeley. Alongside her translation work, Emma works at Safe Passage Project, an immigration justice organization.

LUZ DEL CARMEN SALAMA-TOBAR is a Salvadoran artist, photographer, and organizer. Born in Sonsonate, El Salvador, land of the Náhuat-Pipil people, and raised in Falls Church, Virginia, after immigrating to the US, her work centers around her community. She received her BFA in Photography at the Maryland Institute College of Art in 2018 and was awarded a Fulbright Fellowship in 2019, during which time she taught as a visiting scholar at the University Don Bosco in San Salvador and began work with Kuna Nawat, an early immersion language program taught by the last native speakers of the Náhuat language. She is cofounder of the Virginia-based abolitionist organization La ColectiVA and is currently pursuing her masters in photography at Virginia Commonwealth University School of the Arts.

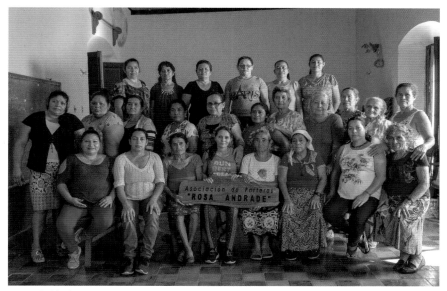

La Asociación de Parteras Rosa Andrade, Suchitoto, Cuscatlán, El Salvador, 2019.

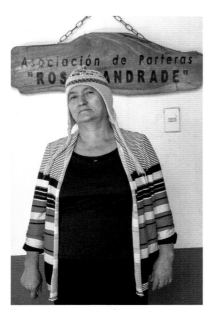

Ángela Luz Barahona de Ávalos, 2019.

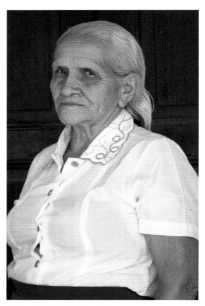

Tomasa Jovita Torres, 2019.

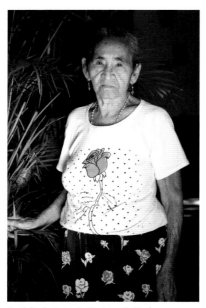

Fredelinda Antonia Recinos de Cerón, 2019.

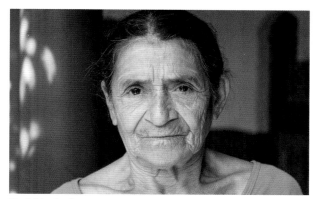

María Martina Lucero, 2019.

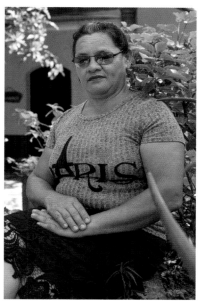

Dolores Margarita Marroquín de
Hernández, 2019.

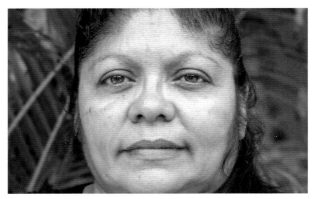

Vilma Coreas Guzmán, 2019

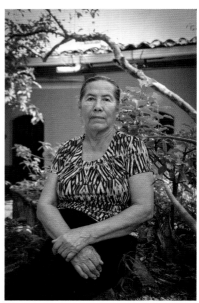

María Dolores
Hernández de Rivera, 2019.

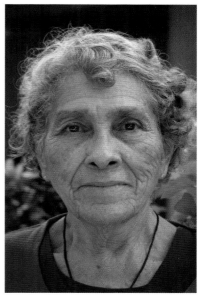

María Amalia Molina Menjivar, 2019.

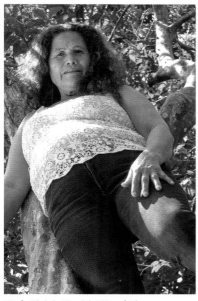

María Higinia "Patricia" Hernández, 2019.

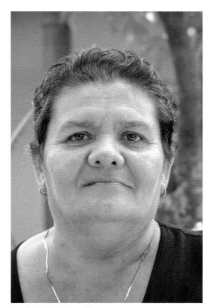

Lucía Rutilia González, 2019.

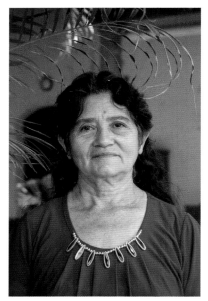

Cecilia de María Rivera de López, 2019.

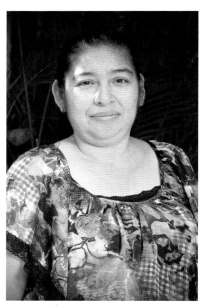

Ana Teresa Ávalos, 2019.

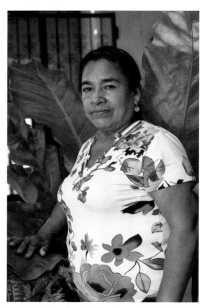

Natividad Escobar de Henriquez, 2019.

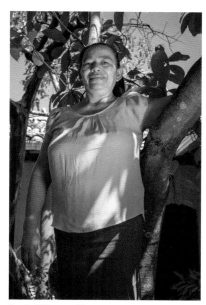

Estela Villacorta Rivas, 2019.

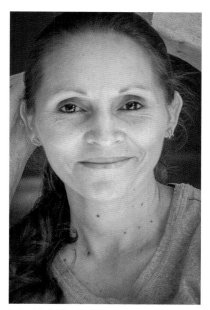

Reina Marlenis Escobar Figueroa, new generation of APRA / Reina Marlenis Escobar Figueroa, nueva generación de APRA, 2019.

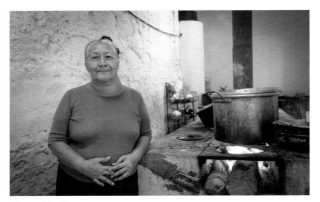

Vicenta Martínez, 2019.

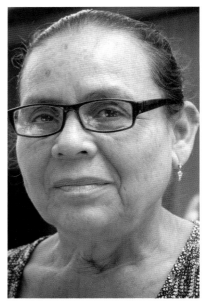

Bonifica Ascencio García, 2019.

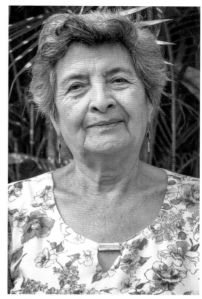

María Melia Martínez Flamenco, 2019.

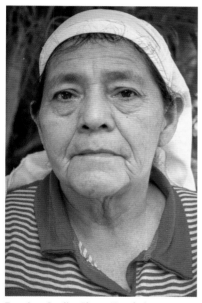

Francisca Catalina Blanco Hernández, 2019.

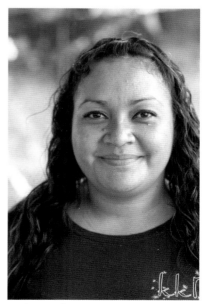

María de los Ángeles Acosta Ardón, new generation of APRA / María de los Ángeles Acosta Ardón, nueva generación de APRA, 2024.

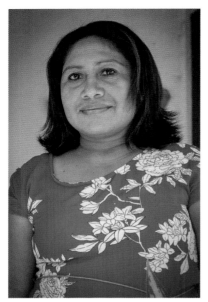

Sonia Alicia Cruz Montoya, new generation of APRA / Sonia Alicia Cruz Montoya, nueva generación de APRA, 2019.

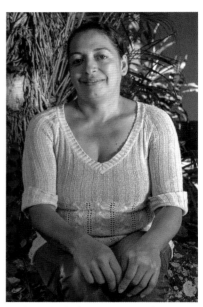

Sandra Maricela Flores, new generation of APRA / Sandra Maricela Flores, nueva generación de APRA, 2019.

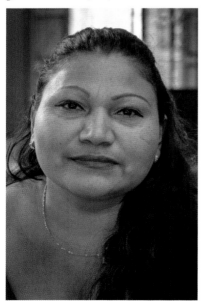

Yessenia de Jesús Canjura Trejo, new generation of APRA / Yessenia de Jesús Canjura Trejo, nueva generación de APRA, 2019.

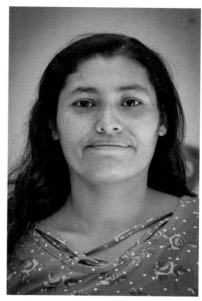

Angélica de la Paz Martínez León, new
generation of APRA / Angélica de la Paz Martínez
León, nueva generación de APRA, 2019.

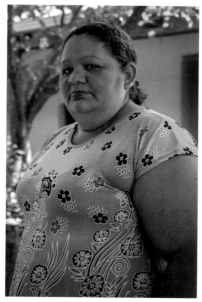

Morena Elí Orellana Menjivar, new generation
of APRA / Morena Elí Orellana Menjivar, nueva
generación de APRA, 2019.

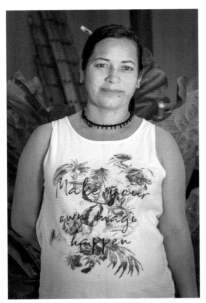

María Magdalena Rodas Arias, new generation of APRA / María Magdalena Rodas Arias, nueva generación de APRA, 2019.

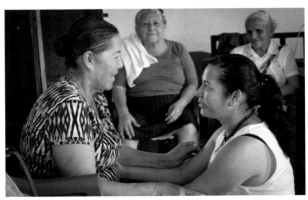

María Dolores Hernández de Rivera and María Magdalena Rodas Arias at a monthly assembly / María Dolores Hernández de Rivera and María Magdalena Rodas Arias en una asamblea mensual, 2019.

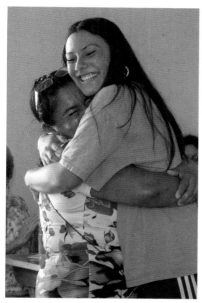

Natividad Escobar de Henriquez and Noemí Delgado at a monthly assembly / Natividad Escobar de Henriquez y Noemí Delgado en una asamblea mensual, 2019.

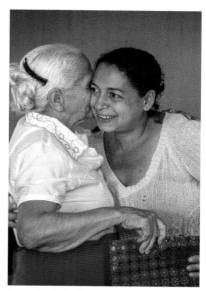

Sandra Maricela Flores and Tomasa Jovita Torres at a monthly assembly / Sandra Maricela Flores y Tomasa Jovita Torres en una asamblea mensual, 2019.

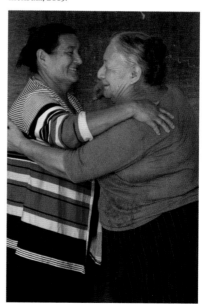

Ángela Luz Barahona de Avalos and Vicenta Martínez at a monthly assembly / Ángela Luz Barahona de Avalos y Vicenta Martínez en una asamblea mensual, 2019.

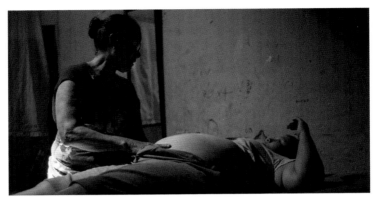

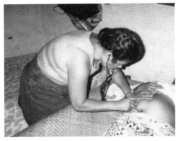

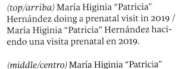

(top/arriba) María Higinia "Patricia" Hernández doing a prenatal visit in 2019 / María Higinia "Patricia" Hernández haciendo una visita prenatal en 2019.

(middle/centro) María Higinia "Patricia" Hernández doing a prenatal visit in the early 2000s / María Higinia "Patricia" Hernández haciendo una visita prenatal a principios de la década de 2000.

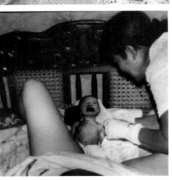

(left/izquierda) María Dolores Hernández de Rivera attending a birth in the early 2000s / María Dolores Hernández de Rivera asistiendo a un parto a principios de la decáda de 2000.

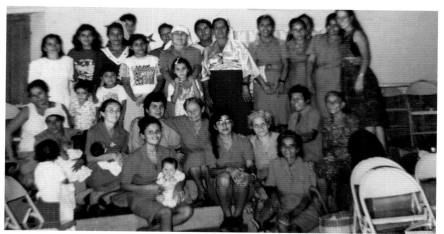

APRA, 1994.

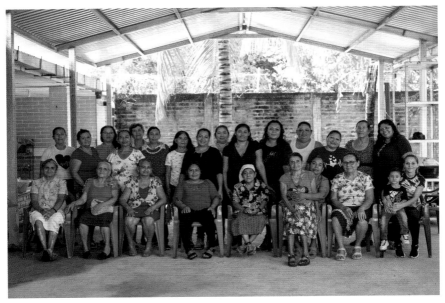

APRA, 2024.

GUARDIANAS

Despachos de la Asociación de
Parteras Rosa Andrade

Editado por
NOEMÍ DELGADO

Traducido por
EMMA LLOYD

DEDICAMOS ESTE LIBRO a Rosa Andrade, Avelina Castillo, María Reyes, Carmen Hernández, Dolores Rosalía Franco y Fredelinda Recinos de Cerón: eran miembras de la Asociación de Parteras Rosa Andrade, que trágicamente hemos perdido. Esperemos que este trabajo sirva para hacer conciencia sobre el espíritu insustituible e inquebrantable de las parteras comunitarias, y que un día sean reconocidas por la ayuda desinteresada que siguen brindando al pueblo salvadoreño.

Quiere Dios salvarnos en pueblo.
No quiere una salvación aislada.
—ÓSCAR ARNULFO ROMERO

Mujer salvadoreña, trabajadora y campesina,
Yo le canto a tus manos de ternura y valentía,
A tus manos que tanto saben de tortear y acariciar,
A tus manos que trabajan por una nueva sociedad.

Mujer salvadoreña, tan sufrida y tan valiente,
yo le canto a tus llagas, a tus lágrimas de guerra;
lágrimas derramadas por los hijos que perdiste,
lágrimas que lavan el sufrimiento de tu pueblo.

Mujer salvadoreña corazón de los hogares,
yo le canto a tu fuerza familiar y solidaria;
a tu fuerza de esposa y madre, de amor y valentía;
tu fuerza de manos unidas que aumentan día a día.

Mujer salvadoreña, mujer de fé y de esperanza,
yo le canto a las mujeres de todo [Suchitoto],
las mujeres repobladas son semillas del futuro,
que alcanzaremos juntos con Dios y trabajo duro.
—GRUPO TEOSINTE

ÍNDICE

INTRODUCCIÓN

Durante una asamblea de la Asociación de Parteras Rosa Andrade (APRA) de Suchitoto, El Salvador, en septiembre del 2021, una de las miembras, Natividad Escobar de Henriquez, recibió un llamado de socorro de otra partera comunitaria. Mientras la última asistía a su hija en labor de parto, en su casa habían recibido una visita de un promotor de salud del gobierno que amenazaba con llamar a la policía si no la llevaban a un hospital.

—Pase el teléfono al promotor de salud— le dijo Natividad a la otra partera.

—Usted tiene que dejar que esta mujer decida dónde dar a luz y si ella quiere dar a luz con su mamá, que es partera, está en su derecho de hacerlo— le respondió al promotor gubernamental.

Con permiso de sus compañeras de APRA, Natividad salió de la reunión para ayudar a esta partera a defenderse contra las amenazas del promotor. Yo tuve el honor de acompañarla y estuvimos presentes en un parto hermoso en el que la parturienta podía confiar plenamente en su cuerpo y la sabiduría de la naturaleza, apoyada por su mamá y su comunidad.

En este caso, el promotor de salud retrocedió ante la feroz valentía de las parteras. Desde que comenzó la pandemia, parteras que no habían asistido partos en muchos años —debido a la intimidación del gobierno— volvieron a asistir a parturientas en sus comunidades rurales. De manera similar al conflicto armado tres décadas antes, la pandemia ha puesto de manifiesto que las parteras comunitarias siempre ofrecerán un servicio fundamental para el ser humano. En un momento cuando los hospitales estaban abrumados y se habían vuelto espacios de contagio, las parteras de APRA, quienes habían estado organizadas durante los últimos treinta años, continuaron trabajando juntas para proveer servicios de salud a sus comunidades sin apoyo institucional.

Este grupo de mujeres cuenta historias de represión violenta y sobrevivencia, pero más que nada cuenta historias de amor por la vida. A través de una solidaridad trascendental, APRA ha logrado cuidar de miles de mujeres, adolescentes y bebés que han sido excluidas por el sistema económico mezquino que aún impera en El Salvador. Las miembras de APRA han atendido partos en medio de la guerra civil, sin herramientas, mientras huían de los bombardeos y otras agresiones extremadamente difíciles. Ellas estaban ahí cuando las parturientas no tenían a donde ir: en los campamentos de la guerrilla, los refugios en Honduras y Nicaragua y en sus comunidades cuando retornaron a El Salvador. Bajo estas condiciones, muchas de ellas se iniciaron como parteras al ver la gran necesidad que existía entre las personas de sus comunidades. Su lucha por defender la vida ante la violencia ha continuado desde ese entonces.

Yo me familiaricé con el trabajo de APRA por primera vez en el 2018. Durante una de mis vacaciones escolares de una universidad estadounidense, impartí asesorías sobre métodos anticonceptivos y lactancia a adolescentes embarazadas, o que ya eran madres, en la unidad de salud de La Libertad, El Salvador. Vi que la atención perinatal que las jóvenes recibían en la unidad de salud era incompleta y a veces irrespetuosa. Cuando les pregunté a las enfermeras sobre la partería, me contaron que "las parteras ya no existían" y "eso era algo del pasado". Sabiendo que las parteras son invisibilizadas a nivel global, empecé a investigar lo que ocurría con ellas en El Salvador. Me di cuenta de que todas las personas mayores de veinte años en el pueblo de mi papá habían nacido en casa con una partera. Un amigo que vivía en Suchitoto me presentó a dos de las parteras de APRA y me sentí inmediatamente inspirada por su poderosa presencia. Al graduarme de la universidad, regresé a El Salvador para trabajar con la asociación. Cuando les pregunté cómo podía apoyar su trabajo, me dijeron que querían hacer un libro para documentar su historia.

Viví diez meses con miembras de APRA, participando en sus visitas prenatales, asambleas mensuales, eventos sociales y partidos de fútbol, mientras recolectaba sus testimonios para este libro. Cuando pienso en estas mujeres, mis células se llenan de amor. Me han tratado como a una hija y convivir con ellas ha transformado las partes más profundas de mi ser. Incluso he atendido partos como una doula comunitaria desde que regresé a California.

Esta colección de testimonios nace de las entrevistas que realicé en agosto del 2019 con todas las miembras fundadoras de APRA y algunas de la nueva generación de parteras. Al compartir detalles sobre sus experiencias personales, las parteras de APRA cuentan su historia colectiva. Este formato rinde homenaje a su modelo colectivista: una estructura de protección de sus comunidades y de unas a otras como un frente organizado. Organizarse con APRA es un aspecto importante de la identidad de cada partera como parte de una lucha mucho más grande que ella misma.

La asociación tiene sus raíces en el conflicto armado que tuvo lugar entre los años de 1979 a 1992. La mayoría de las miembras de APRA iniciaron, o bien continuaron, su labor de atender partos en medio de una guerra que por un lado tenía a la dictadura militar —respaldada por los Estados Unidos— y por el otro al movimiento popular guerrillero del Frente Farabundo Martí para la Liberación Nacional (FMLN). Un gran número de parteras de APRA estaban involucradas en el movimiento político guerrillero, y empezaron a atender partos en los campamentos de guerrilleros o entre la gente de masa: los grupos de civiles que se movilizaban con la guerrilla.

La guerra civil de El Salvador fue una continuación de la violencia y represión que empezó con la llegada de los españoles en 1524: la colonización de los pueblos indígenas incluidos los Náhuat-Pipil,

Lenca, Maya Ch'orti', Maya Pocoman y Cacaopera. Cuatro siglos después, virtualmente toda la tierra y riqueza en El Salvador le pertenecía a catorce familias que eran descendientes de los colonizadores. Las Catorce Familias controlaban la producción de café, que era la mayor exportación del país. En 1932 las Fuerzas Armadas aplastaron un movimiento revolucionario, asesinando a más de treinta mil campesinos y trabajadores —la mayoría indígenas— que luchaban por un sistema económico y político más justo. El gobierno empezó a matar gente sólo por parecer indígena o hablar su lengua materna. También asesinaron a líderes importantes como Farabundo Martí, quien fue uno de los fundadores del partido comunista en Centroamérica, y se convertiría más tarde en el ícono del partido revolucionario durante la década de 1980. Luego de la masacre de civiles en 1932, la oligarquía cafetalera entregó el control del país a un régimen militar que inmediatamente quitó a los campesinos el derecho a organizarse. El país siguió bajo el control de dictaduras militares durante las siguientes décadas. Cuando empezó la guerra, a finales de la década de los setenta, el dos por ciento de la población poseía el sesenta por ciento de la tierra cultivable.

Las parteras explican que el movimiento popular guerrillero se movilizó porque el pueblo ya no aguantaba la injusticia. En 1979 hubo un golpe de estado militar respaldado por los Estados Unidos que tenía como objetivo evitar una revolución de izquierda. Las fuerzas militares continuaron torturando, secuestrando y matando a aquellos civiles y líderes religiosos que consideraban críticos al régimen. En 1980 el arzobispo Óscar Arnulfo Romero fue asesinado por el gobierno el día después de una misa en la que ordenó a los militares que cesaran la represión. Ese mismo año cinco partidos de izquierda se unieron para formar el FMLN. María Dolores Hernández de Rivera cuenta en su entrevista que los guerrilleros decían que "era una lucha para los pobres". Para muchas de las parteras de APRA no era una opción unirse a la guerrilla: lo hicieron porque las fuerzas militares y los escuadrones de la muerte las perseguían por ser campesinas y por ser de ciertas partes del país donde las comunidades, incluyendo a Suchitoto, estaban políticamente organizadas. La guerrilla era su única protección.

Dentro del movimiento popular guerrillero, el cual se inspiró en los ideales del marxismo y de la teología de la liberación, las parteras se formaron políticamente. Ellas siguen encarnando un espíritu colectivista y anticapitalista. No cobran a las mujeres por sus servicios y se sostienen a través de la solidaridad y organización social. Su lucha sigue siendo para los pobres.

Todas las miembras fundadoras de APRA son sobrevivientes de esta guerra que tomó las vidas de alrededor de ochenta mil personas, la gran mayoría a manos del gobierno salvadoreño, que recibía el equivalente a un millón de dólares diarios de asistencia militar de los Estados Unidos. Cada partera fundadora perdió seres queridos durante la guerra: esposos, hijos e hijas, hermanos y hermanas, padres, mamas, tíos, tías, primas. En medio de esta violencia, ellas protegían las vidas de las parturientas y sus bebés. Atendían partos bajo las condiciones más difíciles imaginables que ha vivido el pueblo salvadoreño.

Durante el conflicto armado, el veinticinco por ciento de la población salvadoreña se vio forzada a huir. Algunas de las parteras de APRA atendían partos mientras huían y dentro de los campamentos de refugiados en Honduras (donde se refugiaron veinte mil personas) y Nicaragua, donde el acceso a los servicios de salud era extremadamente limitado. Los campamentos estaban rodeados de soldados y la gente no podía salir sin un permiso de la Organización de las Naciones Unidas (ONU). Además de todo esto, había apenas unos cuantos doctores para atender a miles de personas. Las parteras continuaron siendo una pieza fundamental para la salud del pueblo que se había visto en la necesidad de huir.

A principios de los noventa, cuando la guerra llegaba a su fin con la firma de los Acuerdos de Paz, miles de personas desplazadas volvieron a poblar el municipio de Suchitoto, en el departamento de

Cuscatlán; ahí construyeron nuevas comunidades con los escasos recursos que disponían. En ese momento, el único hospital de Suchitoto era inaccesible para las personas que vivían en las comunidades rurales, y durante los partos y otras emergencias médicas las parteras eran la única ayuda disponible. La infraestructura de salud pública era muy precaria. Entre 1993 y 1998 el cuarenta y dos por ciento de los partos en todo el país ocurrieron fuera del hospital; en algunos lugares repoblados por excombatientes de la guerrilla y refugiados —como el departamento de Cuscatlán— casi el setenta por ciento de los partos fueron atendidos en casa.

Entre 1993 y 1994 cuarenta y cinco mujeres se organizaron para recibir un entrenamiento formal en la partería de un programa establecido por dos enfermeras-parteras del Fondo Internacional de Socorro Médico. En 1994 nació APRA; y desde ese entonces, las parteras de Suchitoto han estado organizadas. Ellas siguen reuniéndose el primer miércoles de cada mes para compartir experiencias y realizar un recuento del número de personas a los que la asociación está sirviendo. También venden pupusas a gente de la comunidad para recaudar fondos para comprar pastillas de planificación familiar y otros materiales que hacen falta en sus comunidades.

Las miembras de APRA son pilares de la salud en sus comunidades. El papel ancestral de las parteras es algo único que incluye muchos tipos de atención comunitaria. Ser miembras de las comunidades que ellas mismas atienden significa que la gente confía en ellas profundamente; este no siempre es el caso con trabajadores de salud del gobierno. Es esta confianza lo que les permite ofrecer diversos tipos de ayuda que no se limitan a una sola esfera de cuidado: las parteras de APRA ofrecen charlas sobre salud sexual y reproductiva; traen métodos anticonceptivos a las comunidades; y también se encargan de la salud emocional cuando alguien está enfermo o herido.

Este modelo de partería tradicional comunitaria se ha transmitido de generación en generación; muchas de las parteras de APRA han aprendido las prácticas de cuidado para facilitar el parto y el uso de plantas medicinales no sólo de sus propias madres sino de otras parteras mayores en sus comunidades, e incluso de las parteras que atendieron sus propios partos. La sabiduría que las parteras salvaguardan ha sobrevivido a siglos de colonialismo, el cual continúa despreciando los conocimientos indígenas —sobre todo aquellos utilizados por mujeres.

El parto siempre ha sido un microcosmos de nuestra relación con la naturaleza; no es coincidencia que la creciente medicalización del parto haya coincidido con el descuido de nuestra madre tierra. La partería es una manifestación artística que busca proteger nuestra conexión con la naturaleza y difundir el conocimiento que nuestras antepasadas nos han heredado.

Las parteras han sido sujeto de represión extrema en la última década. Alrededor del año 2011, trabajadores del Ministerio de Salud empezaron una campaña de intimidación hacia las parteras en sus propias comunidades, diciéndoles que no tenían el derecho de atender partos y que, si algo salía mal en un parto, irían a la cárcel. Ese mismo año, el Ministerio de Salud de El Salvador publicó una política imponiendo que todos los partos debían ser hospitalarios como parte de su "Estrategia Plan de Parto". Patricia Hernández comparte en su testimonio que la directora de la Unidad de Salud Suchitoto de ese tiempo dijo de manera expresa a la Asociación de Parteras Rosa Andrade que si fuera por ella "las parteras no existirían en el planeta".

Este esfuerzo por acabar con los partos comunitarios fue una respuesta del Ministerio de Salud a los "Objetivos de Desarrollo del Milenio" establecidos por la ONU en el año 2000, uno de los cuales era reducir la tasa de mortalidad materna para el año 2015. Esta meta se mediría en parte por la proporción de partos atendidos por "personal de salud calificado". Para muchos países, entre ellos El Salvador, cumplir con los "Objetivos de Desarrollo del Milenio" se convirtió en una de las condiciones para recibir "ayuda internacional" de países como Estados Unidos. En el 2010, la ONU publicó un informe sobre el progreso de estos objetivos. Justo después de que salió este informe, parteras de todo el país, incluidas las de APRA, comenzaron a recibir amenazas por parte de los trabajadores del Ministerio de Salud.

Entonces, ¿qué sucede cuando las fuerzas dominantes definen y financian el "desarrollo" de otros países? En *La carga del hombre blanco*, el economista estadounidense William Easterly clasifica a las personas a cargo de establecer objetivos tales como los "Objetivos de Desarrollo del Milenio" como "planificadores" en lugar de "buscadores". Los "planificadores" hacen metas gigantes, a menudo utópicas, para comunidades de las que no forman parte. Este acercamiento implantado de manera jerárquica, de arriba hacia abajo, significa que las llamadas soluciones a problemas, como las altas tasas de mortalidad materna, no se basan en las necesidades y deseos actuales de las comunidades. Además de esto, dichos planificadores miden sus resultados sólo en números y descartan la importancia de las experiencias reales vividas por las personas.

En vez de proporcionar recursos y más entrenamiento a las parteras para apoyar su trabajo comunitario, el tipo de trabajo que ha reducido la tasa de mortalidad materna en otros países, el gobierno salvadoreño en ese entonces las excluyó completamente del sistema de salud pública. La represión contra las parteras es una amenaza contra la salud de muchas mujeres y bebés que viven lejos de un hospital o que no confían en las instituciones de salud.

De acuerdo con el Ministerio de Salud, en 2012 cinco de las seis causas más comunes de muerte para mujeres entre los veinte y cincuenta y nueve años en El Salvador estaban relacionadas con complicaciones en el embarazo y el parto; la mayoría de estas muertes eran prevenibles. Las parteras viven en las comunidades rurales, listas para cualquier emergencia. También hay que decir que las mujeres depositan su confianza en las parteras y les hacen saber cuando tienen alguna duda o malestar. Las parteras comunitarias previenen muertes maternas y neonatales gracias a la detección temprana de emergencias obstétricas.

El parto no es inherentemente una emergencia y por lo general no requiere ninguna intervención; sin embargo, el sistema de salud occidentalizado trata todos los partos como emergencias médicas que necesitan ser controladas. Si bien las parteras saben identificar señales de peligro y acompañan a las parturientas al hospital cuando se presentan emergencias que no pueden ser atendidas en casa, tratan el parto como un proceso natural que requiere paciencia e intuición. La diferencia fundamental entre la forma en que un médico y una partera conceptualizan el parto ayuda a explicar las diferencias entre la experiencia de dar a luz en un hospital o en casa con el apoyo de una partera.

El ritual de dar a luz en un hospital bajo el control completo de un médico se ha convertido en parte del tejido cultural en las últimas décadas, lo cual reproduce las relaciones de poder coloniales y resulta en heridas físicas y emocionales para muchas personas. Estas heridas son el resultado de la violencia obstétrica, un término legal que Venezuela poderosamente definió como: "la apropiación del cuerpo y procesos reproductivos de las mujeres por prestadores de salud, que se expresa en un trato jerárquico deshumanizador, en un abuso de medicalización y patologización de los procesos naturales, trayendo consigo pérdida de autonomía y capacidad de decidir libremente sobre sus cuerpos y sexualidad impactando negativamente en la calidad de vida de las mujeres". Las cesáreas innecesarias o forzadas son uno de los tipos de violencia obstétrica más fácilmente documentados por medio de estadísticas. La UNICEF reporta que en El Salvador la tasa de cesáreas ha llegado al treinta y dos por ciento, tres veces lo recomendado por la Organización Mundial de la Salud. Cuando la tasa de cesáreas sobrepasa el diez por ciento, no hay evidencia de que la tasa de mortalidad de bebés baje.

Las cesáreas innecesarias no son la única forma de violencia obstétrica y probablemente tampoco sea la forma más común. La violencia obstétrica incluye violaciones al derecho a tomar decisiones, recibir información, protección de la intimidad y de la dignidad. Un procedimiento violento e innecesario que históricamente ha sido común en los hospitales en El Salvador es la episiotomía, la cual es una incisión en la pared posterior de la abertura vaginal. En muchos casos, han realizado estos procedimientos sin el consentimiento de la parturienta. En el 2019, la Dirección General de Estadística y Censos encontró que sesenta y uno por ciento de personas en su "Encuesta Nacional de Violencia Sexual Contra las Mujeres" que dieron a luz en el hospital fueron víctimas de la violencia obstétrica.

La primera dama salvadoreña, Gabriela de Bukele, se ha interesado en el tema del parto y en el 2021 fue aprobada la "Ley Nacer con Cariño para un parto respetado y un cuidado cariñoso y sensible para el recién nacido" que ella encabezó. Esta ley establece algunos derechos importantes de las parturientas, incluyendo el derecho a ser acompañadas por una persona de apoyo durante el parto, y a que el personal de salud no realice ninguna intervención sin recibir el consentimiento informado de la parturienta. Esta ley también incluye planes para formar y certificar a más trabajadores de la salud perinatal pero no contempla el papel de las parteras tradicionales.

Con el objetivo de reconocer a las parteras se busca no solamente hacer justicia a aquellas mujeres que han dedicado sus vidas a cuidar de sus comunidades, sino también preservar el parto como un evento que nos puede acercar a nuestras raíces ancestrales. El cuerpo puede servir como un medio para la sanación espiritual y la transformación cultural. Experiencias en las cuales nuestros cuerpos son portales de poder y amor trascendente, como durante los partos comunitarios, nos ayudan a recuperar lo que hemos perdido a través de la historia colonial. La supresión de las parteras tradicionales resulta en una pérdida trágica para las familias, las comunidades y el pueblo.

Las parteras de APRA luchan para asegurar un futuro en el cual se respete la autonomía y la intuición de cada persona parturienta y en el cual las nuevas generaciones puedan aprender y beneficiarse de esta tradición irremplazable. Ellas nos enseñan que el parto debe ser territorio de la naturaleza y de las comunidades, no del Estado.

—NOEMÍ DELGADO
San Diego, California
2024

GUARDIANAS

Despachos de la Asociación de Parteras Rosa Andrade

Los siguientes testimonios fueron recogidos en el 2019, veinticinco años después de la concepción de APRA.

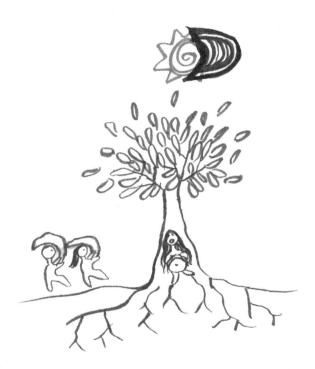

Oración de protección, Noemí Delgado, 2021

Yo en la guerra empecé a asistir partos. Pero primero con mi mamá, yo bien jovencita, atendiendo un parto de gemelos. Yo aprendí viendo a la partera, la que me asistió a mí, y cuando asistimos a mi mamá, vi cómo lo hacía. Esa vez ya había nacido el primer bebé cuando la partera llegó, como eran gemelos. Tenía como trece años cuando asistí a mi mamá con los gemelos. Después de eso salimos para la guerra cuando yo tenía diecinueve años.

Yo andaba de cocinera de los guerrilleros y a veces con la gente de masa, y ahí es donde había necesidad porque salían varias muchachas embarazadas, o con la gente de masa andaba alguna embarazada. Yo tuve que asistirlas, sin nada, sólo andaba unos hulitos. No andaba tijeras, a veces piedra con piedra machucaba el cordón del niño.

En la guerra me casé, me enviudé, y después yo me asistí sola. Yo tuve dos [hijos] antes de la guerra, los otros dos los tuve durante el conflicto. Yo sola me asistí durante la guerra, en una cueva, debajo de una piedra. Sólo estaban ahí mis niñas. Después de que yo me asistí sola, otras compañeras y compañeros que andábamos ahí me buscaron y yo asistí a las que salían embarazadas en la guerra. Después nos fuimos para Mesa Grande [un campamento de refugiados en Honduras]. Vinimos en el retorno del '87 y de ahí empecé a asistir de nuevo, me buscaron porque se dieron cuenta de que yo asistía partos.

En la guerra me mataron a mi esposo, me mataron una niña, bastante familia. Mis hijas se quedaron baleadas, a una le quedó una esquirla. Mi hija tenía once años cuando la balacearon. Yo tenía una esquirla pero ya me salió. Me quebraron las manos también.

—ÁNGELA LUZ BARAHONA DE ÁVALOS
Copapayo, Suchitoto

Mire, ha sido duro. Nosotros salimos a huir de la guerra, ahí dejamos todititito, abiertas las puertas más bien dicho, todo, todo y todo se lo llevaron [el ejército]. En tiempo de la guerra atendí dos, una hembra y un varón, un 31 de octubre, debajo de los balazos. ¡Debajo de los balazos! Hay no, viera, si nos ha costado. Por eso nos fuimos para Palacios de San José Guayabal. Palacios de San José Guayabal es donde nos fuimos a hospedar, en el suelo dormíamos. Ahí vino un señor y le preguntó a mi esposo si yo iba a atender el parto a esa señora y yo no quería. "No, yo no puedo bien" y "no puedo bien". "Mira, ve a hacer la cacha", me dijo. Y fui, y aquellos balazos, *BOOM* por un lado, *BOOM* por otro lado, y yo viendo, *hay cómo hago*. Antes no había plástico [para protegernos] siquiera, ni una sombrilla, sólo esos costales donde viene el abono —eso nos echamos encima y me fui con el señor y casi agachada teníamos que caminar lejos debajo de las balas.

De ahí se dieron cuenta que yo había asistido ese parto y vienen a llamarme a otro parto, y cuando yo llegué el niño en un poquito de arena ya había nacido, sólo la placenta faltaba y yo le hice diligencia ahí para que la placenta saliera. Como yo ya llevaba el cordón y las tijeras ahí le corté y sólo le eché alcohol y ahí le corté el ombligo al niño y lo traje chineando al niño y le dije a un señor que fuera a buscar una hamaca para traer a la señora. Ahí, en ese lugar, atendí como cuatro partos. Atendí a una primeriza que era mi sobrina.

De ahí se puso peor porque el escuadrón andaba persiguiendo gente y buscaban especialmente a los de Suchitoto, y nosotros éramos de Suchitoto...nosotros sin haber hecho nada, sin deber nada. Entonces nos fuimos para Soyapango, pero en ese entonces no había la Universidad de Don Bosco, ni había Unicentro, sólo cañales había. Nosotros vivíamos hacia la orilla de la calle, ahí vivíamos, pero eran sólo cañales. Ahí tuve que atender otros partos también, como ya había atendido varios partos, me hacía cargo. La que tenía me daba un poquito, pero la que no tenía, Dios se lo pague.

—FREDELINDA ANTONIA RECINOS DE CERÓN
Aceituno, Suchitoto

A mí me tocó dejar la casa. Salí solita, yo con mis hijos porque ya era viuda. Llegó un compañero y me sacó porque dijo que él no quería saber después que me habían matado. Un compañero de los que andaban [en la guerrilla] me sacó de Los Apoyos. Me sacó de la casa sin haber sacado nadita, nadita de la casa, sólo mis hijos y unos dos trapitos para ellos. Salimos esa noche, como a la una de la madrugada. Y cabal saliendo, pasando por el Río Lempa, se oía cuando venían los convoyes llenitos de la fuerza armada, que venía a terminar con toditita la gente. Pero gracias a Dios había una persona que me llegó a sacar, de lo contrario yo hubiera muerto junto con todititos ellos. Después de eso nos llevaron a un lugar donde podíamos estar. Cuando yo quise regresar, la casa ya estaba destruida. Ya no había manera de cómo hacer la vida, entonces tuve que quedarme con los compañeros [guerrilleros] que lucharon, y lucharon para que nosotros estemos vivos.

Estando en los campamentos [de la guerrilla] yo asistí partos pero sin saber —sin saber cómo. Pero gracias a Dios había un doctor y él llegó y me dijo "vos vas a estar conmigo en la hora del parto porque hoy estoy yo pero mañana quién sabe". El primer parto que asistí, la niña venía de pie. Yo le dije al doctor "doctor, viene de pie la niña". "No te preocupes" me dijo. Y él ayudó a que la niña naciera. Luego de eso venía la placenta y me dijo "vaya, hoy le vas a cortar el cordón umbilical". Quería que yo aprendiera. Gracias a Dios, todo me salió bien.

Después de eso, me tocó atender a una muchacha yo sola, porque me dijo ella, "no, el doctor no quiero que esté aquí, va a estar usted". "Bueno, si así usted se conforma está bien", le dije yo. Creo que no quería que el doctor la viera, por pena. Yo acepté ser partera porque mi conciencia ya estaba de dar la mano unas a otras, porque las que sufrimos somos nosotras las mujeres. Entonces eso me llevó a seguir luchando como partera y todavía sigo mientras Dios me tenga viva y pueda caminar.

Antes de esa experiencia [de atender partos], yo ya había tenido mi niña y también me tocó en el campamento, bajo un palo de mango. Andaba una señora que era partera en ese tiempo y ella me atendió en el campamento. Cuando salí de la casa, tenía cinco hijos conmigo. Pero luego se puso peor. Uno me lo mataron primero y después otro. Y después de eso fue cuando tuve a mi hija.

Cuando me incorporé [a la guerra] tenía como treinta y ocho años, fue entonces que me fui de la casa. En los campamentos mi trabajo era ser cocinera, preparar la comida para los compas. Me incluyeron en los campamentos y dije "yo tengo hijos y no los puedo abandonar". "Ahí van a estar en los campamentos, aquí van a estar cuidados", me dijeron ellos. Ya cuando murió, el primero tenía diecisiete años, el otro murió de catorce años.

—TOMASA JOVITA TORRES
Mazatepeque, Suchitoto

Nací en 1942. Cuando empecé [a atender partos] tenía yo unos diecisiete años. Empecé así sin ninguna enseñanza oficial porque [las
mujeres] lo buscaban a uno. Y me decían que tenía un gran valor
porque también curaba heridas durante la guerra. Ya cualquiera me
decía "mira, vos anda a la casa". Aprendí a puro físico, nada más. A
una señora partera le pregunté cómo se podía cortar el cordón umbilical. "Mira", me dijo "mide cuatro dedos del ombligo". Dije yo, *muy
grande de cuatro dedos, de tres ya me quedaba bien,* entonces de tres
dedos cortaba.

Ya durante la guerra, por los balazos quizás, les agarraban dolores
a las mujeres: "venite", me decían. Ahí como podía uno asistía los
partos. A mí me cayó un balazo y ese mismo día íbamos con un
muchacho que me había dicho que le fuera a asistir a una mujer y me
tocó quedarme ahí con el balazo; todavía tengo la esquirla. Así como
estaba, botando sangre, atendí un parto.

Fue crítico ese tiempo. Nosotros lo que hacíamos era darle
comida a la guerrilla. Pero en eso que tal vez iban a llegar a traer
comida, llegaron los soldados. Ahí era fuego cruzado. Atendí una
niña mientras que se estaban agarrando, se habían agarrado a
tirarse. Era triste. No hacíamos bulla. Ahí en silencio, nada de bulla,
sólo las paredes que nos protegían. La parturienta no lloraba, sólo
aguantaba. Ha sido duro. Una ha botado sangre, y a una no le han
reconocido nada.

—MARÍA MARTINA LUCERO
Primavera, Suchitoto

Nosotros salimos —como de once años estaba yo cuando empezamos a guindear [con mi familia], guindeando por todita esta zona baja, esta zona de Radiola. Entonces a mí ya me andaba buscando una muchacha que trabajaba en las milicias clandestinas y me quería incorporar a la guerrilla, porque había una oportunidad para que nosotros, los jóvenes, nos fuéramos. Yo le dije que al rato me iba ir. Pero yo me fui de la casa por una pijiada que me dio mi papá —que si más me mata. Yo he perdido este ojito en la guerra, pero ya lo iba a perder porque mi papi me dio con un corvo envainado, y me daba con la cabeza en la pared, y me quedé sangrando con una gran fiebre que me dio. Y yo recuerdo que mi mamá me coció una ollada de agua y me bañó y me dijo, "Hija, en el amor de Dios . . . ¿cómo te ha dejado tu papá?" y le dije "pero será la última paniqueada que aguanto porque yo me voy de aquí. Mamá, hágame un bolsón de una pata de pantalón". Me preparó una bolsita y recuerdo que yo metí un calzoncito y una almohadita, me los eché al lomo y me fui a presentar al campamento.

Ahí me quedé, ahí me cuidaban los compas, me curaban, me daban los tratamientos. De doce años aprendí a inyectar y nos enseñaron a acomodar los tratamientos porque en ese tiempo la gente sí padecía de paludismo. Entonces nos enseñaron a dar los tratamientos para el paludismo y para el dolor.

Cuando yo asistí a mi primer parto, tenía trece años. Se nos presentó una emergencia en el hospital [de la guerrilla]. Una muchacha de una comunidad bien lejos vino y los compas ahí la recogieron y la tuvimos en el hospital. Entonces la doctora me dijo que la apoyara para asistir ese parto. Yo era una niña, entonces mi sorpresa fue cuando vi eso. Yo me admiré y dije, *dios mío bendito*. Imagínate, yo no sabía nada de pareja. Entonces me sorprendí tanto, ¡y a la vez me gustó! Como yo traía eso de la salud, o sea que a mí me gustaba el trabajo de la salud.

Yo ya había recibido mis primeros auxilios, mis segundos auxilios y estaba para nivelarme para el tercer nivel cuando asistí ese parto. Yo no me arrepiento. Yo me siento feliz porque lo hice con amor.

Me incorporé a la guerra no obligada y por ratos digo que era mejor andar allá porque fíjese que era tan bonito porque había una solidaridad —había un amor entre compañeros. Si había comida, comíamos, y si no había no comíamos, pero todos aguantamos hambre.

—DOLORES MARGARITA MARROQUÍN DE HERNÁNDEZ

Las Américas, Suchitoto

Fui viendo que había mucha gente que vivía como esclava, realmente; que los grandes terratenientes tenían mucha gente trabajando pero eran esclavos, nunca iban a llegar a tener una tierra para vivir. Eran esclavos. Les daban unas tortillas grandes con frijoles, era su comida, no les daban dinero. Estaban trabajando para ellos [los terratenientes] y no para tener un futuro. Ninguna de la gente pobre tenía futuro, entonces por eso empezó el conflicto.

—VILMA COREAS GUZMÁN

Aguacayo, Suchitoto

Nosotros salimos por la guerra, por la persecución. Cuando uno empezaba a organizarse, que andaba en reuniones, a uno le decían que era una lucha para los pobres, y que se iba a luchar. Y los que no querían incorporarse a esa lucha fueron los que se unieron a ORDEN [Organización Democrática Nacionalista, una organización paramilitar]; los orejones les decían, porque esos les ponían los dedos a las personas, les informaban a los militares "En tal casa llegan los guerrilleros". Pero ya cuando nosotros directamente no pudimos estar en el cantón donde vivíamos . . . tuvimos que salir de ahí. Nos quemaron las casas, todo, todo lo quemaron —las casas, los animalitos. Ya no volvimos ahí pues, nos fuimos a otros lugares. Por ejemplo, en ese cerro de Guazapa, ahí vivimos unos años, pero en la guerra siempre, debajo de las balas, debajo de los aviones, sólo mirábamos que desprendían aquellos animales [bombas] negros, y nos metíamos a las cuevas. Ahí nació [mi hija] Emily, en la guerra. Ha sido difícil la vida de nosotros.

El primer parto que atendí fue debajo de un palo de mango. Íbamos en guinda huyendo, caminábamos sólo ratitos en la noche y en el día a refugiarnos en el monte. Y esa vez un grupo estaba debajo de un palo de mango y el esposo me fue a hablar que su esposa había dado a luz. Y ahí lo que hicimos fue limpiar bien dos piedritas y con esas piedritas machacamos bien el cordón [umbilical] y a amarrarlo. Después de eso, envolver el niño y dárselo a la mamá y ahí nada de que la mujer iba a estar acostada, había que dárselo a la mujer que había tenido el bebé y a caminar pues, porque en la guerra eso así era.

—MARÍA DOLORES HERNÁNDEZ DE RIVERA
Zacamil 1, Suchitoto

Yo comencé en el '80 a atender partos, en tiempo de la guerra. Lo necesitaban tanto las mujeres. Me incorporé a la guerra a los cuarenta y dos años. Yo estuve todo el año 1980 en la guerra, y de ahí me fui para Nicaragua. Como todos los salvadoreños estábamos en asilo en un solo lugar, ahí parteaba yo a las mujeres en ese asilo. Yo les decía a las mujeres "yo no sé nada". "Ah, pero usted va a estar aquí conmigo" me decían. Y como nadie conocía a donde podían ir, pues no conocíamos dónde se podía ir a tener el bebé, entonces se arriesgaban a tenerlos ahí.

El primer parto que atendí fue mío, yo me atendí sola. Y fue donde yo aprendí que sí podíamos, las mujeres, tener hijos solas, porque ese parto, mi último, yo estaba sola. Entonces ya después como había necesidad en ese lugar, así con todo el miedo —porque no es fácil ver— las primeras veces me entraba un temblor cuando veía a los niños nacer. Pero ya después me fui acostumbrando a hacer eso, a partear.

—MARÍA AMALIA MOLINA MENJIVAR
Ciudadela, Suchitoto

El primer parto que atendí fue en el '85; era una mujer en Honduras cuando estábamos en los refugios. No había médico y ella era amiga mía, y me decía que *cómo iba a hacer para tener el bebé* y yo le decía que yo no sabía cosas de parto, pero que sabía un poco de salud. "Si quieres nos quedamos, ahí vea usted", le dije yo. Entonces me dijo que sí. Nunca se me olvida que fue un 20 de abril que nació el bebé. Entonces ahí atendí el primer parto en Honduras sin saber nada de las complicaciones de las mamás; nada. Y como ahí en Honduras había bastantes mujeres—eran más de once mil personas en los campamentos—entonces ahí sí atendí bastantes partos. Atendí unos doscientos [partos] allá; así sin tener ninguna teoría, sin saber del cuidado prenatal, nada. Yo aprendí a ser partera por una necesidad, no fue porque yo quería ser partera. Eso sí: yo nací con partera, todos los hijos de mi mamá —que somos diez— nacimos con partera.

—MARÍA HIGINIA "PATRICIA" HERNÁNDEZ
Zacamil 2, Suchitoto

Yo tenía como doce o trece años cuando salimos por la guerra. Yo anduve trabajando en un hospital [de la guerrilla] en la guerra, anduve atendiendo a gente herida, de cocinera, de todo eso hicimos ahí. Ni estuve con mi familia. Mi familia salió para Honduras. Yo estuve aquí con un hermano y lo mataron. A veces andábamos con fusiles; pero así a tirar, yo nunca tiraba. Pero sí anduve con fusil porque nos dieron.

Tuve seis hijos con partera. Estaba la guerra todavía cuando tuve el primero, lo tuve aquí por Chalatenango, andábamos guindando. En guinda tuve dos, con partera. Yo vi cómo lo hacían ellas. Uno estaba corriendo y ahí tenía al niño, y la partera ahí. Yo me quedaba de curiosa ahí viendo cómo era, y ahí fue donde aprendí un poco. Había mamás que sólo al tener el niño, a vestirse y ahí iban pues con el niño en el delantal, y a caminar. Ahí uno solo daba al niño y a caminar —tremendo, tremendo—.

Las parteras que me atendieron eran bien amables también, así como nos portamos nosotras con las embarazadas, así eran ellas también. Como anduvieron sufriendo en la guerra también, eran bien amables con la gente. Cuando tuve mi primer embarazo, yo sufrí. Se me quiso caer [el niño]; como era en tiempo de la guerra, en dos veces se me quiso caer el niño, pero al fin de tanto tuve al niño. La partera me apoyó bastante, era bien grande el niño. El primero que tuve se me murió en Chalate, no teníamos vacunas ni nada, dicen que de tétano se murió el niño. Ahí en el tiempo de la guerra murieron dos hermanos, mi abuelo y mi papá. Yo los vi morir, ahí enfrente de nosotros. Yo le pido a Dios que no vuelva a traer otra guerra . . . aunque tenemos una guerra, pero no deseo que vuelva otra guerra igual.

—LUCÍA RUTILIA GONZÁLEZ
Pepeishtenango, Suchitoto

Yo andaba con los guerrilleros, peleando no, pero colaborando sí, con lo que uno pudo. En lo que yo podía colaborar, por ejemplo, con materiales y cosas así. Pero yo sí anduve parteando durante la guerra. Para mí fue bien bonito porque yo nunca tuve un fracaso, es decir, esta señora quedó mal, este niño está mal, nada. Todo con cuidado, haciéndolo bien. Eso sí que no teníamos ni ganchitos para trabajar, con hilo y alcohol nada más, y unas tijeritas para cortar el hilo y el cordón del ombliguito.

Yo empecé por la necesidad que había. Había veces que estaban tapadas las calles, había muchas tropas en el campo, en la entrada de mi pueblo. A las señoras les daba miedo decían, "Uy, uy, yo no voy al hospital así, me da miedo". Yo no sabía nada, pero una señora por allá que ya estaba viejita me dijo "Mira hija, vos podés hacerlo, lo haces de este y este modo. Yo porque ya no puedo, ya no miro". "Vaya pues, explíqueme todo". Y ella me explicó todo, y yo rapidito aprendí y hallé el valor de hacerlo, porque sí asistí varios niños, como no querían venir [las mujeres] al hospital por el miedo.

Las parteras son importantes por alguna emergencia, hay veces que en la madrugada, en medio de la noche . . . y fíjese que ahora, yo no voy a mentir, la guerra que había propiamente así ha pasado, pero ahorita hay otra guerra . . . la guerra de hoy es peor. Uno no sabe si alguien anda en la calle de mal corazón. Las mujeres de hoy dicen "no, yo no me voy al hospital, a mí me da miedo irme" y sin carro es aun peor. Y hablan a una persona que tiene carro y ellos dicen "no, yo a esta hora no voy" por la situación en que estamos. Mire, hace poquito mataron a un muchacho ahí pues, hace poquito. Da miedo. Hay tiempos que me ha tocado ir a pie [al hospital] con ellas.

—CECILIA DE MARÍA RIVERA DE LÓPEZ
El Caulote, Suchitoto

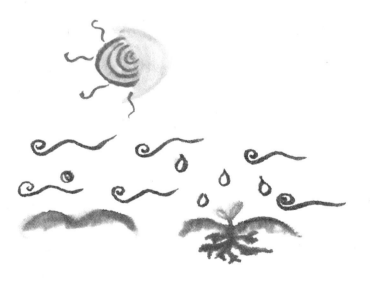

Luz del candil, Noemí Delgado, 2021

En los doce años del conflicto armado en nuestro país, jugamos un papel muy fundamental porque nos tocó atender a las mujeres en ese momento bajo la lluvia, bajo las carreras, en hoyos, que en ese momento se llamaban "tatús"; en la tierra era donde las mujeres daban a luz. Eso fue algo fundamental, porque en ese momento no había ninguna atención en salud. Anduvieron algunos médicos dentro de la guerra, pero estaban encaminados más a la atención de la gente armada que sufrían sus heridas y todo eso. No es que hoy después surgen las parteras; venimos muchas del conflicto armado.

Después de los Acuerdos de Paz, en el '92, en la época de la repoblación, todavía había una demanda de las mujeres en las comunidades por nuestra atención, porque en Suchitoto sólo teníamos un hospital que casi era como una unidad de salud. Por la ausencia de servicios básicos, las mujeres de nuestras comunidades demandan una atención fuerte en la salud sexual y reproductiva. Entonces necesitábamos hacer el plan como asociación, las parteras, porque traíamos sólo una práctica. Con el apoyo del Fondo de Socorro Médico, empezamos a organizarnos cuarenta y cinco mujeres del municipio de Suchitoto, ya en la teoría, para dar una atención más fuerte a las mujeres. Somos una asociación con más de veinticinco años de trabajo con las mujeres en las comunidades donde no sólo es la atención a las mujeres embarazadas, sino es una atención integral a la mujer tanto en la planificación familiar, la atención del parto, la consejería en pareja y con la familia.

—VILMA COREAS GUZMÁN
Aguacayo, Suchitoto

Cuando llegamos a ese refugio [Mesa Grande], y tenía poco tiempo de estar ahí, me buscaron para trabajar como promotora de salud. Había un pequeño hospitalito, y fui a trabajar ahí; desde el primer día que yo llegué ahí a ese hospital, llegué a inyectar —sin saber nada—. Era por la necesidad, porque sólo había un médico y una enfermera, y había miles de gente. Ya luego, el doctor me dijo que tenía que también atender partos: "Vos tenés que aprender bien todo esto porque cuando vayan para El Salvador, vos tenés que ir responsable de este grupo de gente", me decía el doctor.

Salimos de ahí. Antes del '92 hicimos planes para salir a El Salvador. Yo venía de responsable, como partera, y cuando llegamos a ese lugar debajo de los charrales, donde había culebras . . . entonces me tocó atender partos sin luz, sin agua. Vinimos el 21 de marzo del '92, y ya en mayo atendimos los primeros partos, porque venían dos mujeres que ya iban a parir. Y de ahí era chorrera; había días que atendía dos, tres partos. Llegando a la casa iba cuando llegaban a buscarme, que había otra mujer con dolores.

A mí me han pasado muchas cosas, pero Dios nunca me ha abandonado porque siempre todo ha salido bien. En esa época no había un médico, no había un promotor, no había un carro, éramos sólo nosotros. Si traíamos un paciente al hospital, lo traíamos en hamaca, por el río lo trasladábamos. A mi me tocó atender partos con grandes dificultades, gracias a Dios, y ahí están todas las mujeres que he atendido.

Había una vez que yo estaba atendiendo un parto con sólo un candil, y la luz de un candil es bien chiquita y las casitas tampoco eran como las casas de ahora —eran champitas de tabla. Ya cuando la mujer estaba apurada que ya iba a nacer el bebé, porque no era primer bebé, cuando ella iba a hacer fuerza, de un solo me apagó el candil con el agua de la fuente. ¡En lo oscuro, debajo de la tormenta también! Nos quedamos con ellas dos horas después del parto, sí salimos a otro lugar, pero si era en mi casa, ahí se quedaba la mujer hasta el siguiente día. Nosotros hemos sufrido trabajando en comunidades lejísimas, a pie. Nos íbamos a las seis de la mañana y llegábamos a las ocho. Y luego el sufrimiento con el papá de mis hijos en la casa, cuando yo llegaba cansada y yo le decía "Mire, esto y esto nos pasó" y se ponía a decirme juicios que yo en ese trabajo andaba buscando maridos.

—MARÍA DOLORES HERNÁNDEZ DE RIVERA
Zacamil 1, Suchitoto

Yo vivía en San Carlos Lempa cuando recién vinimos de Nicaragua, entonces la gente ahí me buscaba. Como todos veníamos juntos de Nicaragua, entonces a las mujeres que venían embarazadas, yo las asistí ahí en ese lugar. Teníamos muchas dificultades porque no había carros para sacar a las mujeres, pues ahí sólo con la ayuda de Dios salíamos bien. Los niños que venían mal están vivos, porque recogí uno que venía de pie y el otro que venía de nalgas. Gracias a Dios, todo salió bien. El bebé que venía de nalgas sí me costó revivirlo; tuve que darle boca a boca porque él estaba bien moradito. Esas fueron las preocupaciones más grandes que tuve, pero también siento que es un logro. El niño quedó bien, ya mamaba bien.

¡Cuando era joven, me venían a llamar a la una, a las doce de la noche, bajo el agua —bajo el agua—! Ahí en Ciudadela yo he recogido bastantes, en Cojutepeque, en La Huerta, a todos esos lugares iba. Cuando estábamos recién llegados, a esos niños todos los recogí yo. Yo he recogido tantos niños. Sólo en mi casa tengo cinco, de mi hija que yo recogí.

—MARÍA AMALIA MOLINA MENJIVAR
Ciudadela, Suchitoto

La gente tenía que pedir un permiso para salir, para ir al hospital, porque la directiva [comunitaria] llevaba control de quién salía, porque en la noche iban a ver si habían regresado; porque había veces que la gente salía y no regresaba y donde yo vivía la gente sólo podía salir en lancha, entonces era bien complicado. Eso fue cuando ya estaban en el proceso de los Acuerdos de Paz. En ese entonces, el Ministerio de Salud no cubría las comunidades. Una organización no gubernamental de la iglesia mandaba un médico cada quince días, pero para una que iba dar a luz no se podía dar cita en quince días. Entonces así fue como empezamos a surgir las parteras, con bastante trabajo, porque no había promotores de salud, el transporte no era bueno, las unidades [de salud] no tenían carro de ambulancia, no había manera de visitar los cantones, entonces la mayoría de mujeres tenían los hijos en casa.

—ANA TERESA ÁVALOS
El Pepeto, Tenancingo

En el 1994, me llegaron a buscar a mí unos miembros de la ADESCO [Asociación de Desarrollo Comunal] del cantón Istagua, y me dijeron que si yo estaba en la disponibilidad de venir a prepararme como partera. A mí siempre me gustaba lo de la salud y ya había asistido dos partos cuando me buscaron —sin capacitación. Dos niños asistí. Yo dije que sí me quería capacitar en eso y me trajeron para acá a

Suchitoto. El Fondo de Socorro Médico nos capacitó en lo teórico, acá en Suchitoto, e hicimos lo práctico en el hospital de Cojutepeque, asistiendo partos. Para mí fue bien raro usar los guantes, me costó aprender, pero sí lo hice. Ya en las prácticas lo hice y me calificaron que sí había hecho bien las cosas.

Para mí lo interesante es asistir a las mujeres en las comunidades, porque siento que ellas se quejaban mucho de los hospitales, que no las atendían bien y que las dejaban ahí pariendo en la cama a ellas solas. Entonces todo eso me conmovió y dije, *bueno yo voy a atender partos para apoyar a estas mujeres*. Me sentí en la capacidad de hacer eso, y sí me gustó. El beneficio de haber aprendido es el apoyo para las mujeres en las comunidades y también aprendimos cómo detectar las posiciones, escuchar al corazón del bebé, escuchar el sonido de la placenta, y todo eso es algo bien maravilloso. Aprendimos cómo tratar a las mujeres en sus casas, ese amor, es como el amor de una madre. Nosotras tratamos a la mujer parturienta, en el momento de sus dolores, como una hija. La tratamos con mucho amor, cariño, con mucha suavidad. Nosotras preparamos a la mujer cuando está en su embarazo, dándole controles y dándoles consejería para el momento del parto, para después del parto, en todo eso nosotras ayudamos a las mujeres en la comunidad.

Cuando me llamaron para capacitarme como partera yo me llené de alegría, yo me vine para Suchitoto, con miles de problemas porque mi esposo me había pegado; me había pegado una patada. Se me puso morado todo y vine renqueando a la capacitación. Todavía me callaba yo porque no tenía ningún proceso, no conocía mis derechos. Ya cuando empecé con las parteras, con la asociación, ahí empecé yo a valorarme, lo que yo soy. Eso me ha servido mucho, lo que he aprendido, a valorarme, a ver lo importante que soy yo, y a valorar a las demás mujeres. He tenido un gran éxito en eso de ganar la confianza de las mujeres en mi comunidad, y no sólo en mi comunidad Istagua, sino que en El Triunfo, San Francisco, La Esperanza, El Rodeo, Tecomatepe, hasta San Martín he ido a asistir partos.

Lo bonito es que uno se gana la confianza de las mujeres en la comunidad y ellas lo buscan a uno y tienen todo para contarle su historia; o sea, para que ellas nos puedan decir sobre los problemas que puede tener de salud. Nosotras detectamos si nos podemos quedar en casa o si la tenemos que llevar al hospital. Detectamos todos los signos de peligro, de riesgo y evaluamos si nos quedamos con ella o no. Sabiendo la historia de la mujer nos da la valentía de quedarnos en casa con ella.

Me siento tan feliz de ser partera en mi comunidad, y no sólo en mi comunidad, porque a los cantones aledaños también voy, aunque sea caminando kilómetros a pie, o de noche, como sea yo voy. Nosotras no tenemos fronteras para asistir partos, donde quiera que andemos; si hay necesidad, acudimos. Yo siempre andaba con un *clamp*, el que amarra el ombliguito al niño, porque a veces se encuentra con emergencias en el bus, en la calle, entonces he andado preparada.

—NATIVIDAD ESCOBAR DE HENRIQUEZ
Istagua, San Pedro Perulapán

En Las Dignas [una organización política feminista] fue que me enseñaron el dolor de las demás mujeres, entonces cuando vine a las capacitaciones [de partería] dije yo, *aquí está la oportunidad donde yo puedo desarrollar el amor que siento por ellas*. Casi todas las mujeres aquí yo las he atendido y alrededor también, en otras comunidades, en Nueva Consolación, en La Colonia, en La Mora. Yo ni me acuerdo cuántos partos he atendido, son bastantes. Había mucha necesidad en las comunidades, porque cuando llegaban al hospital pues sí las miraban como desconocidas. Y a veces la gente no alcanzaba a llegar.

No había preocupación por las comunidades, a ellos no les valía porque ellos no salían del hospital. Ellos no sabían cuáles eran las necesidades.

Recién venidas aquí [a Mazatepeque], ya no hallaba el valor, pero ya después de la primera capacitación vino una señora ya tarde, tarde, y me dijo "mira, ¿crees que alcanzo a llegar a la calle?", "si caminas ligero, sí puedes alcanzar al bus pero si no, no". Entonces ese parto lo atendimos aquí y ya que el niño nació, ella quedó suelta [con hemorragia]. Nació la placenta, y después de eso le di unos tés y todos nos movilizamos para traerla al hospital. Y en el hospital dijeron "pero ¿por qué la traen si ella no tiene nada?" y así la mandaron de regreso. O sea, le habían ayudado las agüitas de monte que le había dado en el mismo momento. Usé la mejorana, una florcita morada y después la mitad de la taza de esencia de hierbabuena y con eso ya no sangró. Y ya es un gran hombre el muchacho que nació. Cuando vienen, su mamá le dice "mire, si no hubiera sido por ella, me hubiera muerto; así que ella es tu segunda mamá". Ella no hubiera alcanzado a llegar a la calle con los dolores que tenía.

—TOMASA JOVITA TORRES
Mazatepeque, Suchitoto

Yo me recuerdo muy bien de un parto que me dijeron que fuera a asistir y tenía mala posición ese parto. "Busca quien te lleve al hospital", le dije. "No —me dijo ella—. Yo no me quiero ir". Cuando el niño venía, sólo un piecito embrocaba. El niño venía trabado, pero como nos habían dicho en la capacitación que cuando viene así, que metiéramos dos dedos, pero con permiso de la señora. Entonces con el permiso de ella, lo hice así con los dos dedos y ya salió el niño.

—ÁNGELA LUZ BARAHONA DE ÁVALOS
Copapayo, Suchitoto

Había una vez una señora que estaba equivocada. Ella estaba a como cuatro cuadras de mi casa y la mamá llegó a la casa, la muchacha tenía ocho meses y era primeriza, y me dice la señora "ella está bien grave, ya va a tener el niño". Y yo le digo "no, ella no va a tener el niño, ella solo tiene ocho meses". Yo vine y le miré las manos, porque nosotras tenemos algunas claves [de peligro], y grandes y gordas, bien grandes. Ella se había hinchado de las manos, era preeclampsia lo que tenía. "¡Vámonos para el hospital!". Y yo rebusqué y rebusqué y venía un muchacho en una troca. El muchacho iba a traer unos sacos de maíz. "Hágame un gran favor —le dije—. Tengo una muchacha que se va a morir. No saques el maíz ahora, mejor llévame al hospital con ella y vienes a traer el maíz después. Hágame el gran favor". "Vaya pues" —me dice. Y después la echamos ahí y rápido para el hospital y la salvamos. Está en los Estados Unidos la muchacha con el niño, el niño está grande. Si yo no hubiera estado, ella no hubiera venido [al hospital] luego porque ellos pensaban que ella estaba en labor de parto y no era eso. Le hicieron cesárea y sacaron al niño, a los trece días se lo dieron. Se salvó ella y el niño.

—CECILIA DE MARÍA RIVERA DE LÓPEZ
El Caulote, Suchitoto

Yo atendí el parto de una multípara, ya era señora, como de treinta y cinco años. Pasé toda la noche con ella, me vinieron a traer como a las seis de la tarde y pasé todita la noche y el bebé no nacía. Ella empujaba y no nacía, no vi que asomaba nada. Hay bebés que vienen envueltos en membrana y esa fue una primera experiencia para mí. Es bastante delicado porque usted tiene que tratar la manera de romperla para que pueda salir, pero sin lastimarla. Entonces yo hice eso, con un poquito de temor porque era mi primera experiencia en un parto así, pero lo hice. Gracias a Dios todo estaba bien, y nació, pero para mí fue una gran experiencia. Después de que nace el bebé uno se queda unas dos horas en vigilancia, después de asearla y todo. Y al siguiente día, otra visita. Uno se siente bien satisfecha por haber podido ayudar a la mujer y se siente satisfecha por la confianza que la mujer pone en la partera, eso uno se lo gana.

Luego tuve otra experiencia de otra niña, pasé toda la noche también y la niña no salía, entonces me preocupé y yo le dije al papá de la bebé que si no nacía al amanecer íbamos a llevarla al hospital, pero ella no quería, la parturienta. "No", me dijo. "Yo quiero que usted me atienda". Y el muchacho dijo "Primero Dios aquí va a nacer en casa". Y nosotras las parteras siempre tenemos esos trapitos húmedos, tibios para poner en el periné, para que se docilite y se haga más frágil. Siempre yo poniendo los trapitos tibios, ella empujó, y como que eso ayudó a que el bebé saliera. La niña no lloró al nacer entonces yo me preocupé y metí la perilla a su nariz y en su boca para jalar la secreción, y cuando la saqué la niña pegó el grito.

—ESTELA VILLACORTA RIVAS
Milingo, Suchitoto

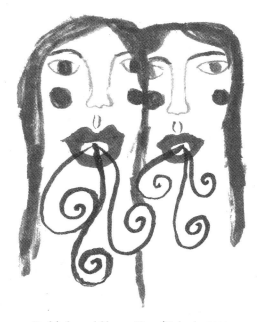

Un frío fuera del hogar, Noemí Delgado, 2021

A mí me gustan los niños tiernos. Anteayer le traje un pantalón que había comprado para un muñeco a un tiernito de tres meses. A mí me gustan los niños, por eso lo he hecho. También para salvar vidas, vas salvando la vida del bebé y de la mujer porque la mujer no sabe por dónde viene el niño, entonces tenemos que ver que su niño lo tenga bien. Mire el niño cómo viene de cabeza, es como una piedra que viene para abajo, aquel pesor que tiene esa cabeza del niño, pura piedra. Entonces hay que hacer las ganas para detenerlo arriba porque los bebés buscan atrás por el ano, pero para eso está uno ... y los doctores para no estar en eso lo que hacen es rajarlas, hacerles cesáreas. Ellos lo más fácil buscan, y para que salgan rápidos, también la episiotomía. Las parteras son las que salvan las vidas en las comunidades, a uno le tienen fe porque a uno lo buscan, pues. Hasta me buscan en la noche para tomar la presión, con luz de lámpara. A veces me tocaba llevarlas al hospital, sin nada de dinero, había veces que yo me desembolsaba para darles a ellas para el transporte, cuando ellas no tenían dinero. Había otras que a mí me tocó llevarlas al hospital como si fuera su esposo, madres solteras. Yo como que era el esposo con el tantillo de ellas a dejarlas al hospital y a dejarles su ropita. Yo ahí en mi comunidad a la que no tenía esposo, yo iba a sacarla del hospital también. Cuando los esposos no se hacían cargo, que es lastimoso, pero yo iba a dejarlas y a traerlas. No me dejan entrar, pero uno ahí se queda, por cualquier cosa uno está ahí afuera. Yo todavía las llevo al hospital.

—FREDELINDA ANTONIA RECINOS DE CERÓN
Aceituno, Suchitoto

Ahí en la comunidad donde yo vivo, me buscan cuando alguien se hiere; cuando uno se ha golpeado; cuando una mujer ha tenido una cesárea y quieren que uno le quite los puntos para no tener que ir al hospital. Y uno va a la casa de la mujer, entonces ellas se sienten más cómodas. Para una inyección, la toma de la presión, lo buscan a uno. Entonces uno no sólo atiende mujeres, sino también niños y hombres. ¡Hasta para inyectar a los chuchos lo buscan a uno! Cuando hay una embarazada, lo encuentran a uno en el mercado o en la iglesia y le dicen, mire, me está pasando esto y esto.

El trato en el hospital no es igual. Son bien pesados. Hay mujeres que se quejan más del dolor y les dicen cosas groseras como "cuando estabas haciéndolo, no te dolía". O sea, un doctor no tiene que decirle eso a una mujer. O dicen, "¡Aguántate!" y no les gusta complicarse. Cuando uno va a atender un parto está ahí contemplándola, contemplándola, ahí con trapitos tibios para que ellas no se vayan a desgarrar. En el hospital eso no lo hacen, y uno en cambio está hablando con ellas y ellas se relajan un poco, pero en el hospital ellas sienten más tensión todavía.

—ANA TERESA ÁVALOS
El Pepeto, Tenancingo

Además de asistir partos y darles los controles a las mujeres en las comunidades, doy consejería a jóvenes en edad fértil, a mujeres menopáusicas, a hombres también —sé manejar el tema de la próstata, todo el órgano reproductivo del hombre. Doy charlas a los adolescentes sobre el riesgo del embarazo en la adolescencia, los métodos de planificación. Administro los métodos a muchas mujeres. Puedo inyectar —pongo vitaminas, antibióticos, anticonceptivos. Sé orientar a las mujeres sobre cómo usar un método y los efectos secundarios de los métodos. Cada mujer tiene el derecho de ser informada con el método que ella elija. Por ejemplo, una mujer que padezca de migrañas, de los riñones, problemas del corazón, todas esas personas no pueden usar un método fuerte, hay que ver qué método no les va a afectar, y darle la educación. Los métodos temporales naturales requieren una gran educación en la pareja, a veces el hombre no quiere asistir a lo que le está pasando a la mujer, pero hay que hacer el trabajo de concientización. Todo eso yo lo hago en mi comunidad. He quitado puntos de una cesárea y otras operaciones, la gente me busca.

"¿Mire, me puedes retirar los puntos? Es que me siento mal para ir al hospital". Yo tengo el estuche de pinzas, tijeritas todo eso.

—NATIVIDAD ESCOBAR DE HENRIQUEZ
Istagua, San Pedro Perulapán

Yo trabajo en trece comunidades que siempre visitamos cada mes, para hacer los controles de embarazadas. También tenemos el programa de la planificación familiar. Ahora han bajado mucho los embarazos porque hay muchas mujeres que planifican. A veces planifican a escondidas del esposo y a veces los dos están de acuerdo, que bien es verdad, pero muchas mujeres lo hacen a escondidas. Muchas veces no pueden venir al hospital porque tienen que pagar transporte y por eso siempre nos están esperando, porque, según nos dicen las mujeres, los promotores del Ministerio de Salud a veces les ponen una inyección de un mes pero pasan dos meses y no vuelven. Nosotras vivimos en las comunidades entonces brindamos los métodos de planificación familiar.

—MARÍA DOLORES HERNÁNDEZ DE RIVERA
Zacamil 1, Suchitoto

Uno se alegra de que la gente tenga la confianza con uno. Llegan a veces muchachas y me dicen, "¿usted qué consejo me puedes dar para esto y esto?" y yo les digo "¿usted está acompañada?". "No, hay veces que estoy con este muchacho" me dicen. "¿Y estás estudiando?", "sí, voy a la escuela". Y vamos platicando. "Usted no está preparada ahorita. ¿Cuántos años tienes?". "Dieciséis años". "¿Y usted quiere seguir estudiando?". "Sí". "¿Y si sales embarazada, cómo vas a hacer? Entonces tienes que protegerte para que sigas adelante". A ellas les gusta que les dé consejos. Yo les doy condones, o la inyección del mes, o pastillas y ellas se alegran. Vienen a la casa. O vienen de la clínica y me preguntan cosas, les gustan los consejos que les doy.

—CECILIA DE MARÍA RIVERA DE LÓPEZ
El Caulote, Suchitoto

El papel de una partera tiene muchas cosas, ¿verdad? Tiene que ser una líder, una mujer de confianza. Nadie es perfecto en el mundo pero que sea una persona que trata de tener los menos problemas posibles con las personas que viven en su comunidad. Que tenga estrategias para visitar niños que están enfermos, ver por las campañas de limpieza en la comunidad, que esté limpia la casa comunal. Y como digo, lo más importante es que la gente le tenga confianza y que una se lleve bien con la gente de la comunidad. Son muchos compromisos del papel de la partera, tiene que estar pendiente de todas las embarazadas.

Durante un parto nosotras ponemos una ollita en agua; si tenemos cocina en cocina, y si no, encendemos un fuego con leña y hacemos las cosas ahí para esterilizar todo lo que vamos a necesitar, la perilla, las tijeras que usamos, pedazos de trapo limpio. Cuando vemos que la mamá ya tiene como tres dolores en diez minutos, vamos poniendo las compresas de agua tibia en todo lo que es el periné, alrededor de la vulva, poniendo lienzos de agua tibia y diciéndole a la mamá que se levante, que camine, que puede ir al baño a orinar para que tenga la vejiga sin orina. Es más fácil para que todo el canal del parto no esté comprimido. También, cuando entran los dolores, que respire profundo y saque el aire, que levante los brazos.

Andamos detrás de ella, la ponemos a caminar y cuando le da el dolor andamos sobándole la espalda. Le decimos que si quiere se agarre tal vez de un lazo para que haga la fuerza y que siempre ande desunidas las piernas, que eso le va a ayudar y también la importancia de andar parada, pues claro el bebé va a sentir más fuerza. Si la tenemos crucificada en una cama claro que el bebé va a tener menos fuerza, y la naturaleza es bien bonita, entonces, si anda caminando es más fácil para el bebé. Buscamos las posiciones, no que esté ahí crucificada, sin que ella pueda tomar una decisión de cómo quiere tener el bebé. Nosotras no, ¿verdad? Nosotras andamos detrás de la mujer viendo cómo ella se siente bien, si ella se quiere acurrucar, si se quiere agarrar de algún árbol o de algún horcón, o le ponemos un mecate. Viendo de la manera que ella se sienta mejor porque ella es la que siente lo tristes que son los dolores. Entonces nos ponemos en los zapatos de ella, diciendo que tiene que ser su decisión cómo ella se siente mejor, cómo ella quiere tenerlo. O buscamos alternativas, hay mujeres que han dicho que quieren tenerlo en una cama que tiene pitas para hacer fuerza con los pies en las pitas, entonces todas esas cosas son beneficiosas para la mujer y el parto es menos prolongado.

Si la mamá está relajada, los músculos de todo el cuerpo están relajados, le duele menos. Hasta para poner una inyección, si yo llego y sólo le tiro la aguja a la mujer, la piel le truena, ella brinca. Pero si yo hablo con la mujer antes de ponerle la inyección, si le digo, "mire ya le voy a poner la inyección, respire profundo, saque el aire, relájese" y si yo le sobo donde le voy a poner con el algodón, ella ya está preparada. Se siente clarito, uno siente que la aguja va suavemente, la piel se siente bien frágil, no está duro. Una cosa tan pequeña pero tan valiosa es estar hablando con las personas; pierde el miedo la persona, gana confianza. También el parto es así, nosotras como mujeres tenemos pena porque somos seres humanos, pero si usted está tratando, trabajando con lo que es la vagina desde antes, la mujer ya se relajó, no está de que de repente yo le voy a ver la vagina. La pena es natural y si ya hemos entrado en confianza con los compresos de agua tibia, de andar detrás de ella, le muestro que yo le tengo amor. Le tengo que estar diciendo palabras bonitas para que ella se sienta bien, no le voy a decir palabras malas, porque ella se va a sentir más tensa, más preocupada.

Por eso es tan valioso eso de la partería, porque son cosas de amor; son cosas que nacen del corazón a la gente para servirle a las personas. No son personas desconocidas para las mujeres. Y al estar en la casa la gente está en confianza, están es sus casas, con sus familias, —alcánzame esto, hágame esto—. Con la partera nadie está presionando a uno, diciéndole cosas malas. El trabajo de parto es cosa de esperar, no le voy a estar exigiendo, "deténgalo o hágalo rápido" si no es la hora, porque vamos a entrar en una desesperación con la mujer, que sus órganos (labios menores, inferiores) se pueden poner hinchados. Puede tener un edema vulvar por estar haciendo fuerza antes de tiempo. Nosotras ponemos el bebé rápido a mamar porque eso ayuda también a que le dé otros dolores para que le expulse la placenta, por la gran alegría que la mamá tiene que la bebé está con ella, piel con piel. Y si así no sale la placenta, nosotras tenemos posiciones: que se pone en cuclillas para que la gravedad haga que la placenta salga sola. No tenemos una gabacha blanca, no tenemos un título, un papel que dice que somos doctores, pero nos ha dado la sabiduría Dios y la naturaleza de ayudar a las mujeres. El arma grande es el trato a las personas.

—MARÍA HIGINIA "PATRICIA" HERNÁNDEZ
Zacamil 2, Suchitoto

Esta asociación de parteras, con todo orgullo lo digo, nació por una necesidad, y una necesidad de las personas de las comunidades. Mucha gente de las comunidades no tiene ni [dinero] para el transporte para ir al hospital; y también porque la gente en las comunidades lo pidió, lo eligió, y se sintieron mejor con la partera. La importancia de las parteras en la comunidad ha sido muy, pero muy grande. La verdad es que las mujeres en las comunidades le ponen a uno una gran confianza y esa confianza hace que uno también se sienta bien sirviendo. Cuando yo llegaba de trabajar, bien cansada, si era cosa de ir y estar toda la noche, yo estaba toda la noche. ¿Entonces, qué quiere decir eso? Que uno no ha trabajado por dinero o por una recompensa, sino que uno ha trabajado por el amor a las mujeres. Por el amor, por amor a su gente de la comunidad, por amor a esos niños que ahora están grandes. Por amor a la vida —a la vida que el ser supremo da, y que nosotros pues, somos parte de ello.

Nuestros niños y niñas que nacieron en nuestras manos, eso es un logro. Porque una de las cosas bien importantes es cuando una embarazada le dice a uno "mire, yo prefiero que me atienda usted el parto porque ahí en el hospital le dejan aventada en la cama a uno y uno está gritando y ni caso le hacen". Y estando ahí en la casa, uno está en su casa, en confianza. Ellas ponen la confianza en uno, y uno en Dios. Lo hacemos por el amor, nosotras vemos la necesidad de la persona. Tal vez no me vas a creer, pero cuando ellas tenían dolores yo también sentía dolores, dolores de rabadilla, yo también estaba con dolores, yo sentía los dolores que la mujer estaba sintiendo, dolores de parto, esos dolores en el vientre. Por eso digo ese amor a la vida, cuando yo recibía a ese niño o esa niña, yo le ponía un gran amor. Sentir el dolor de otro es amor, sentir o vivir lo que aquel está viviendo es parte del mismo amor que usted siente.

Nosotras fuimos instruidas, así que teníamos que acompañar a la mujer y a la vez apoyarla emocionalmente, que no se desesperara, que respirara profundo en los dolores, y decirle que eso era normal porque su pelvis iba abriendo y que era un proceso. Nosotras no mandábamos a la mujer, a decirle en qué posición se iba a poner.Nosotras dábamos orientación, pero la mujer en su casa busca la posición en que quiere tener su bebé. Algunas se bajan de la cama, otras se sostienen de una hamaca, y algunas en su cama. Pero eso es lo bueno del trabajo de la partera, que la partera está para acompañar a la embarazada pero no para imponer. De esa manera se sienten bien. La mujer en su casa, cuando ella quiere empujar, que empuje; en cambio en el hospital "¡no empujes todavía!". Por eso es que hoy que pusieron esa restricción de que las parteras no atendamos partos, muchas mujeres se sienten mal. Casi toda mujer que viene al hospital se lamenta, y dicen que la atención en el hospital es bien difícil.

—ESTELA VILLACORTA RIVAS
Milingo, Suchitoto

Nosotras hemos cubierto una gran necesidad de las mujeres, de los niños y de los hombres por medio de la consejería que estamos dando y a veces los hombres llegan a un momento que comprenden la situación de la mujer; y eso es importante que por medio de la consejería nosotras sensibilicemos a los hombres, que ellos también formen parte de ese momento cuando la mujer está dando a luz. Lo bonito es que en los partos que he asistido yo, en casi todos, ha estado el esposo ahí con ella, ha estado ahí viendo por lo menos cómo sufre la mujer en ese momento, y para mí era una gran alegría tener ahí presente al esposo con ella.

Para mí, la importancia de que haya parteras es que las mujeres lleguen a sentir confianza en uno por el trato que uno les da. Un parto en casa es mejor porque la mujer no se anda movilizando de un lugar a otro, y ahí en casa uno tiene más posibilidades de respetar la decisión de la mujer de cómo quiere parir. Y en cambio, en el hospital no; ahí va a crucificar y tiene que parir de una sola posición. Entonces la importancia de ser partera es que nosotras obedecemos lo que las mujeres nos dicen, y ellas también comentan que es mejor porque hay más confianza, y también el trato durante el parto, antes y después no es igual. Uno ahí está cuidándola, está ofreciéndole cualquier cosa, está preparando el lugar y poniendo trapitos tibios y todito eso. Entonces ellas ven más confiable un parto en casa.

—DOLORES MARGARITA MARROQUÍN DE HERNÁNDEZ
Las Américas, Suchitoto

No es lo mismo un parto de agujas en el hospital, que un parto humanizado en nuestras manos, de mujer a mujer. Es distinto. A veces por cultura no quieren que el médico las vea, y otra cosa que detestan es el tacto que les hacen, el tacto vaginal durante la labor del parto. A veces no necesitamos hacerles el tacto vaginal a las mujeres porque conocemos cuando ya va a nacer el bebé. Nosotras lo recibimos con alegría, con ternura, con agüitas tibias. Es distinto que las episiotomías que detestan las mujeres. A veces, son cesáreas innecesarias y episiotomías que las mujeres no necesitamos durante el parto. Por grande que sea el bebé, hay técnicas, pero no necesita una episiotomía. Hay técnicas para evitar una episiotomía: vamos nosotras poniendo paños tibios mientras está la labor del parto para que la vagina esté dilatada. No necesitamos hacer una cortadura, los bebés nacen con éxito y felices. La episiotomía es una cortadura que les hacen a un lado de la vagina y que le hacen una cortadura como de dos centímetros y de ahí la suturan con hilo y es prácticamente en la entrada de la vagina. Es un dolor terrible. No te puedes ni sentar y cuando te vas a hacer pipi es un ardor terrible, la sangre y la orina que pasa por esa herida se infecta. Una episiotomía es una violencia que te marca toda tu vida y es cruel para las mujeres realmente.

La mujer pobre es la que va al hospital público; la mujer de dinero escoge la clínica donde va a parir con toda la atención, entonces ella decide y pide lo que quiere. Mientras que a la mujer pobre le cortan y ni siquiera le dicen, no le dicen que le van a hacer eso, no la preparan. Algunas mujeres han dicho que duele más la herida que el dolor del parto. A muchas mujeres les hacen la episiotomía después del parto para que no tengan relaciones con su esposo luego, entonces eso es violencia porque no puede tener placer. Porque parir es algo natural... Eso lo hacen porque la mujer dura meses con eso, a veces no se cicatriza bien y queda duro y duele hasta para sentarse, entonces no es agradable la violencia tan grande que les hacen de hacerles la episiotomía.

[Los médicos] las dejan en una cama, las dejan acostadas, que no se levanten, ni que caminen. Eso hace que para las mujeres sea más difícil la hora del parto, en cuanto a sus dolores y que eso hace prolongar el parto. Es más tardado, porque [si la mamá está] acostada, el bebé no baja. No es la mejor manera de parir acostada, debe ser de una manera inclinada, donde la mujer se siente cómoda y pueda dar a luz. En el hospital, antes de que la lleven a la sala de partos tiene que estar en una cama ahí y ya cuando ya está lista la llevan corriendo, "¡aprieta las piernas, deténgalo, deténgalo!". Hay algunas mujeres que no hacen caso porque no pueden detenerlo y [el bebé] nace antes de llegar a la sala de partos, entonces nace en un lugar que no es higiénico y eso es violencia para ese bebé. Entonces esa es la diferencia, que con nosotras, nos preparamos con mucho tiempo, con todo esterilizado, preparamos donde va a estar la mujer, algo bonito donde se sienta cómoda; un espacio humilde pero higiénico y con amor, esa es la diferencia. No es lo mismo que llegues y te digan que te acuestes en una cama, que te digan que camines y que comas y que te bañes. "Báñese, relájese", nosotras hablemos con ellas, lo que el médico nunca hace. Es el amor que se da a las mujeres en ese momento, es cuando más lo necesitamos.

No, tenemos que hacer los partos hospitalarios. Se les olvidan los derechos de las mujeres, que las mujeres pueden decidir dónde y con quién parir. Eso se les olvida, que tenemos derechos. Ha habido eventos —pocos han sido— que llega la policía a traer una mujer a parir al hospital porque la unidad de salud dice, "la promotora dice que hoy le toca a la fulana pero no quiere porque le han dicho antes que tiene que ir al hospital y la mujer dice —Yo no voy al hospital porque me han maltratado y yo no quiero ir otra vez a parir al hospital". Hay mujeres que han ido a huir, no las han encontrado en casa en el momento del parto, han salido a parir en otro lado. Son pocos de esos casos pero ha pasado, que han tenido que huir porque les persiguen del hospital, les dicen que tienen que parir al hospital. Eso es un abuso de derechos y un irrespeto total.

Cuando hay un problema, un caso en el hospital de una muerte materna, ahí nadie dice nada.

—VILMA COREAS GUZMÁN
Aguacayo, Suchitoto

Yo cuando fui a tener a mi niño —hace siete años— me agarraron los dolores a las dos de la mañana, y como el transporte aquí es difícil, ¿verdad?, tuvimos que acudir a la policía. Ellos me llevaron hasta el hospital. Es muy difícil estar ahí porque no le tratan bien a uno, porque yo me acuerdo que cuando ya casi iba a tener el bebé me decían que pasara de una camilla a otra y a uno no le ayudan ahí no dicen que le voy a agarrar la mano, como podía se defendía uno ahí. Me hicieron la episiotomía después del parto y uno como es primera vez no sabe, no tiene experiencia. Entonces yo le pregunté por qué me lo hacían, para qué era, y me dijeron, "esto es para que vos no vengas dentro un año aquí con otro bebé ya. Para que no estés con tu marido". Cómo eso duele, porque duele. "Yo pensé que era porque no daba el ancho al niño, para salir" le dije. "No", me dijo, "esto es para que no vengas dentro de un año con otro estómago". Lo de la episiotomía todavía duele cuando la luna está tierna y duele tener demasiado relación, y eso es algo que ellos lo causaron sólo por molestar. Ellos no preguntan si uno quiere eso, ni dicen para qué es hasta que uno pregunta.

Uno se pone en las manos de ellos, uno dice "Ellos son doctores, entonces esto está bien". Hasta que uno ya va a capacitaciones, ya se da cuenta de todas las cosas y uno dice, *púchica, hubiera hablado, pero como no sabía,* uno no se puede defender. Pero ahora, ya con este segundo embarazo, yo ahí voy a estar pendiente de hablar por mis derechos.

Ni permiten que un familiar esté ahí dándole palabras de aliento a uno, no lo permiten, no sé por qué. Uno desea que ahí esté la familia, por ejemplo, a mí cuando me metieron a un cuarto ahí yo no hallaba qué hacer, me desesperé, me levantaba, me dieron ganas de ir al baño y no podía, pues yo me fui al baño y de repente entró una enfermera: "¿y qué estás haciendo? ¿que no ves que se te va a ir el bebé por el servicio?". Pero lo dejan solito a uno, y uno ahí pidiéndole a Dios que pase rápido el tiempo. Ahí sólo llegan a meterle la mano sólo a ver si ya bajó, y no sólo un enfermero; llega el enfermero, la enfermera, cualquiera a meterle la mano. A veces hasta hay personal de limpieza, viéndolo a uno. Cuando a uno lo llegan a revisar sobre las dilataciones, ellos sólo llegan, meten la mano, "Todavía te falta, le dicen, "así que cálmate". Después llega otro y otro, a modo de que lo miran un montón de doctores a uno, o enfermeras. Eso no tiene que ser así.

—REINA MARLENIS ESCOBAR FIGUEROA
Nueva generación de APRA
Valle Verde, Suchitoto

Yo tomé la decisión de agarrar ese camino [de ser partera] por el sufrimiento que yo tuve con mis hijos; que yo sola tuve. Ya con mis últimos hijos, yo sola los asistí y yo he sido una madre soltera, y por ese motivo tomé consciencia de agarrar ese camino, para ayudar a las demás mujeres. Por lo que yo había sufrido, no quería que las demás mujeres sufrieran así. Tres de mis hijos, los asistí yo sola, yo los tenía y me ponía a prepararlos, cortarles el cordón. Los otros seis los tuve con partera durante la guerra; al hospital nunca fui. Lo más difícil de ser partera es que a veces ha habido lugares lejos que a uno le toca caminar; pasar ríos, de noche. A veces uno a medianoche está bien dormida cuando vienen a decirle "levántate aquella dice que vayas". Una vez que vine aquí a Ciudadela pasé un lodazal, porque fue en el invierno, bien honda, honda, puro lodo, lodo. Y eran las doce de la noche y el hombre se fue adelante, ¡solo me avisó y se fue! Y yo solita pasaba los cañales a medianoche —bien difícil—. El gobierno nunca nos ha reconocido, nunca, nunca. Nosotras somos voluntarias por el amor a las mujeres. Cuando yo asistía, las mujeres se quedaban, pero ahora como ya no asisto van para el hospital.

En el momento de un parto uno no le ayuda a la mujer a hacer fuerza, pero le ayuda a motivarse en muchas cosas, para darle ánimo, para recibir el bebé. En el hospital no hay apoyo emocional, ahí lo que hay es regaños. En el momento que están dando a luz, yo he escuchado lo que les dicen —unas expresiones bien feas. Es el momento que ellas necesitan un apoyo, no un regaño, no un desprecio. En ese momento es tan importante brindarles un apoyo emocional verbal. El momento de un parto no es el momento para regañarlas. Es un derecho decidir si uno quiere irse al hospital o quedarse. Tenía una señora que tenía el bebé sentado y yo le di unos ejercicios para que el bebé se diera vuelta y como ella no quería venir al hospital fue a hacer los ejercicios y ya le había cambiado la posición del bebé y yo la asistí.

—BONIFICA ASCENCIO GARCÍA
Los Henríquez, Suchitoto

Sería muy bueno que tuviéramos ese permiso, que pudiéramos asistir a los jóvenes. Porque fíjese que cuando nosotras parteábamos no andábamos haciéndoles grandes heridas a las muchachas, sólo les poníamos trapitos tibios en la partecita para que cuando el niño viniera se les estirara y no andábamos haciendo esa episiotomía. Hace poco mi nieta tuvo un niño en el hospital y le hicieron una herida tan cruel, fue tanto que sufrió —ay, Dios, pobrecita—. Se le descosió y la volvieron a coser; ella estaba muriéndose. Felices las mujeres cuando se quedaban en sus casas, tranquilas, dormían bien, y ahora no. Ahora tienen que venir para el hospital y hasta han hecho una casa materna para tenerlas ahí y ellas se aburren, hay unas que están hasta quince días ahí. Mi bisnieta pasó diez días en la casa materna, ella no aguantaba, pero no la dejaban ir hasta que nació el bebé y al fin le hicieron una cesárea. No hay alivio, pues, no hay alivio para las pobres mujeres, les da miedo venir al hospital.

—MARÍA AMALIA MOLINA MENJIVAR
Ciudadela, Suchitoto

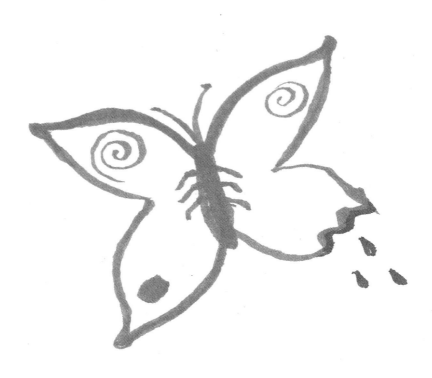

Alas recortadas, Noemí Delgado, 2021

De parte del hospital dijeron que ya no podemos atender partos, porque está prohibido eso. Que qué tal si se nos moría una mujer, podíamos ir a la cárcel, que no sé qué. Eso los doctores nos han dicho, y a las embarazadas también les decían que no se quedaran con nosotros, que se podían morir, que se podían ir presas las parteras. Por eso ya no quise atender partos; hay algunas que todavía lo hacen porque nosotros decimos que si hay alguna embarazada que no da tiempo sí tenemos que hacerlo, porque lo tenemos que hacer, pero si hay tiempo, las tenemos que llevar al hospital porque corremos riesgo nosotras. Hay bastantes mujeres que no quieren venir al hospital, porque ahí son mal atendidas y las dejan solas, y por lo menos la partera ahí está a la par de ella, por lo menos consolándola, y ahí en el hospital no las consuelan para nada. Las embarazadas dicen que se quieren quedar pero como ya no podemos, tenemos que traerlas para el hospital. Como sé que las mujeres son pobrecitas, yo no ando cobrando. El último parto que atendí fue hace siete años. Ya como nos dijeron eso por parte del hospital, yo no he querido . . . da miedo.

—LUCÍA RUTILIA GONZÁLEZ
Pepeishtenango, Suchitoto

La gente del Ministerio de Salud sabe que nos reunimos. Una doctora mandó un delegado que viniera a nuestra asamblea a llenar un montón de carteles, a hacernos un montón de preguntas sobre qué sabíamos, qué no sabíamos. Ya al final de la última reunión vino un abogado aquí a este cuarto a decirnos que si a una partera le muere un bebé, tantos años de cárcel nos podría tocar. No nos amenazaron con una pistola, pero no sólo eso es una amenaza, nos amenazaron con palabras, nos metieron terror. Algunas parteras no han hecho caso, pero no como antes, y algunas no hemos seguido desde que nos dijeron eso.

Nos llamaron a una reunión con la directora de la unidad y ella nos dijo que, "si fuera por mí las parteras no existirían en el planeta". Nosotras lloramos ese día. Ellos piensan que sólo ellos pueden hacer las cosas, que lo que uno [como partera] hace no es limpio. No puedo entender por qué cuando no había médicos en la guerra, nadie andaba detrás . . . sólo nosotras.

Nosotras nos hemos casi ahogado cruzando ríos en las comunidades, peladas de los pies de tanto caminar, nos ha ido amargo, no le cuento que estamos aquí porque somos bonitas o porque el gobierno nos quiere tener aquí, sino porque hemos echado ganas al trabajo también.

—MARÍA HIGINIA "PATRICIA" HERNÁNDEZ
Zacamil 2, Suchitoto

Ya los señores doctores de las unidades de salud les dicen a las señoras embarazadas que no se dejen tocar por uno porque uno es ignorante, que no sabemos nada y que cualquier cosa que suceda a una parturienta tenemos la cárcel abierta, seis años de cárcel; eso es lo que los médicos les dicen. Que nosotras somos ignorantes y no sabemos nada, y los que saben son ellos. Si nosotras cometiéramos un error, pararíamos a la cárcel. Entonces, dicen las mujeres, "yo con usted siento confianza, fíjese, porque usted me trata a uno con cariño y con palabras amables". Pregunto cómo está el niño, les digo qué hacer si está desnutrido, que se alimente, que tome sopita de mora, todo eso. Y los médicos sólo les dan unas pastillas de hierro que ellas no toleran, "y las [pastillas prenatales] que ustedes dan son más buenas", nos dicen ellas. Y uno con amabilidad les dice "con permiso, le vamos a ver cómo está" y empieza a tocarlas así con cariño. Entonces ellas por eso prefieren mejor la partera, dicen, porque hay más confianza. Ellos [los médicos] tienen sus conocimientos, y lo que han estudiado me imagino yo que es bastante ¿verdad?, pero todo se reduce a lo mismo, porque aunque ellos tienen años de estudio, vienen a hacer lo mismo que hace uno. Lo que no hace uno es hacerles esas heridas y estar tocando a la mujer cada instante.

Los médicos nos tienen machucadas, nos tienen así bajo el pie, porque no nos dan la libertad de atender. La partería es necesaria; es necesaria por la confianza que tienen las mujeres con uno, nos cuentan todo, y un doctor a veces ni siquiera les palpan el estómago. Ellas me han contado "mire, el doctor ni me miraba a la cara, si no sólo escribiendo". Imagínese. Se mueren los niños, pero como son los médicos, se lavan las manos, y ahí queda todo arreglado. La partería es un trabajo que se ha dado desde tiempos remotos. Uno cuando está con los dolores quisiera que la estuvieran apapachando ahí, y que le dijeran palabritas bonitas, pero allá [en el hospital] la van a meter a un cuarto, que se revuelque como uno quiera y si pare ahí en ese momento bien enojados son, que —¿para qué no dijo?— entonces está fregado. Pero yo me siento feliz trabajando así que me busquen todavía, digo yo que eso ayuda, y ahí se ve que no nos menosprecian las mujeres.

¿Sabes lo que me friega? Que no puedo escribir. Si yo pudiera escribir otro gallo me cantaría, pero no, no pude, no aprendí a escribir. Pero con lo que uno piensa y lo que uno ve, eso es algo natural. Porque a veces hay personas que pueden letra bastante, pero se equivocan también.

—VICENTA MARTÍNEZ
Los Laurales, San Pedro

Dijeron que las parteras no tenían experiencia, cosas así, que los niños se podían contaminar al nacer en la casa. O sea, que nos cortaron las alas. Pero nosotras vivimos la importancia de ayudar a la mujer, en su historia, en sus nueve meses, llevarle su secuencia, ayudarla en lo que se podía. Entonces, de ahí para acá ya no he recibido partos. Una mujer siempre quiere el apoyo de otra mujer, siente más confianza con otra mujer. Eso todas las mujeres lo dicen: cómo quisiéramos que ustedes nos atendieran". Pero tenemos la limitante, porque eran unas advertencias con amenazas que si algo pasaba, íbamos a la cárcel.

—MARÍA MELIA MARTÍNEZ FLAMENCO
Palo Grande, Suchitoto

Con el Ministerio [de Salud] sí estamos bien, bien mal porque el Ministerio dice que no hay parteras, y las parteras aquí estamos. Hacemos el trabajo de ellos, y ellos dicen que no lo hacemos, porque ir a visitar a una que acaba de dar a luz y quitarle los puntos es trabajo de ellos. Uno lo hace, y lo hace con gusto, pero ellos ni dicen "¡qué bueno que usted lo hizo!". No. En la Unidad de Salud le tratan a uno como un estorbo, no le reconocen el trabajo, nos tratan mal. A las mujeres les dicen "no hay que quedarse con una partera". Hay veces que la gente no tiene para pagar un carro para que le saquen, porque las comunidades donde nosotros vivimos están muy lejos de los hospitales. De los cantones es horrible para llegar al hospital; la mujer tiene que caminar para agarrar algún *pick-up.* Por eso las mujeres prefieren quedarse, pero el Ministerio de Salud les dice "no, tienes que ir al hospital, tienes que quedarte en el hospital".

En mi experiencia, las mujeres prefieren en la casa, porque se sienten más cómodas; están ahí con los demás hijos, aunque no pueden hacer mayor cosa, saben que los otros hijos están allí y están bien y tienen el control. Pero si se van, son tres días que van a dejar a los otros hijos en la casa —no es fácil. Entonces hoy se van obligadas. No se van por voluntad. Cuando ya está cerca la fecha probable les dicen "se va a ir para el hospital, se va a ir para el hospital". Y aunque no tienen dolores, les dan una referencia para ir al hospital. Si en algún caso ella no va, ha habido casos que no quieren dar la identidad al hijo, entonces ellas piensan, *cómo voy a tener un hijo si no le van a dar su identidad.*

—ANA TERESA ÁVALOS
El Pepeto, Tenancingo

Ningún gobierno nos ha tomado en cuenta. No nos han visualizado como personas importantes, sino que nos han prohibido asistir partos en las comunidades. Sentimos que no nos están tomando en cuenta, nos excluyen por parte del estado. En ningún momento han dicho "las parteras están en tal lugar" para que estemos visibilizadas a nivel nacional o internacional, y a recibir una ayuda de alguna institución del gobierno. Somos invisibilizadas. Yo siento que es una violación, es una violación con sólo decirnos que no asistamos partos en la casa. ¿Por qué? Porque están violando mi derecho como partera y el derecho de la mujer a ser atendida en su comunidad. Sí, es violencia en contra de las mujeres, tanto para mí como partera como para las personas de la comunidad. Están violando el derecho de la mujer parturienta en la comunidad.

—NATIVIDAD ESCOBAR DE HENRIQUEZ
Istagua, San Pedro Perulapán

Lo que más me gusta es ayudar a la mujer, entre una y otra. Es en lo lógico ayudarnos entre nosotras, las mujeres, porque sentimos el sufrimiento. Yo he asistido más de trescientos partos, más que todo cuando retornamos después de la guerra. A veces, en la noche hasta dos asistía. Nunca nos han reconocido, no hay un pago que nos han dado, por parte del gobierno, nunca. Mejor regañadas nos dan. Uno ya va para viejo, ya no puede una sola, ya no puede trabajar, y uno se ha quitado la vida ayudando a las mujeres. Nos deben dar un reconocimiento.

Antes cuando llevaba a alguien con complicaciones al hospital, se afligían: "ay, Ángela ahí viene. Ay, yo me aflijo cuando usted viene, porque siempre con complicaciones. Y era verdad, porque ni ellos asistían ahí, las mandaban para el Hospital de Maternidad [en San Salvador]. Hoy después, ya que nos han prohibido, sí me regañan. Cuando traje a una muchacha [al hospital]: "¿por qué vienes con esa mujer, con la partera? ¿Qué no está prohibido eso?", "yo sólo la traigo", les dije. "No la he asistido". Sólo por llevarla, nos habían regañado. Vino la mamá de la muchacha y les dijo "¿por qué la estás regañando? Ella tiene mucha experiencia, ella me ha asistido. ¡De esta hija me asistió!". De la muchacha que iba a dar a luz le había asistido. "¡Pero está prohibido!". "Puede ser prohibido pero no están ustedes con uno allá en la comunidad", dijo la mamá de la muchacha. Y cuando yo la dejé a la muchacha, ella empezó a llorar. "No, no te preocupes", le dije. "Vos tenés que hacer fuerza cuando te llame el bebé".

En el hospital hemos sido maltratadas, maltratadas porque dicen que no podemos. Pero antes había quienes te admiraban, porque yo he asistido a unas mujeres y cuando los médicos ven, cuando se hacen la citología, que no están desgarradas...una había tenido tres partos y le preguntaron que si no había tenido hijos, "cómo no, doctor, he tenido tres". "¿Y quien te asiste?". "La partera". "La partera no ha dejado que te desgarrara de ninguno". Y en el hospital siempre tienen desgarre, pero con uno no, porque uno tiene cuidado para que no haya desgarre.

—ÁNGELA LUZ BARAHONA DE ÁVALOS

Copapayo, Suchitoto

Lo poquito que yo entiendo es que el ministerio no quiere que asistamos, pero no se dan cuenta de que por eso hay muchas mujeres que están muriendo, porque ellas no alcanzan a llegar al hospital. Muchos niños también se mueren dentro de su vientre y no alcanzan a llegar.

Ellos no se meten dentro de la pobreza de las personas. Esperamos que el Ministerio de Salud nos tome en cuenta, porque nosotras estamos dando un trabajo a cambio de nada. Por lo menos nos debe reconocer un poquito, una canasta básica siquiera, mensual que hubiera. Vivimos de lo que Dios nos va dando y esa es la lucha, va, que un día el Ministerio nos reconozca. Pues, ¿qué tanto tiempo se ha dado el trabajo? Pero ellos no andan en las comunidades. En la noche está la partera y en el día está el promotor de salud, pero en la noche no está el promotor. No vienen todos los días, a veces cada dos días o sólo cuando tienen algo que hacer. No nos dieron el trabajo de promotor porque en esta asociación algunas tienen estudio, pero a lo menos yo no sé leer, mucho menos escribir. Gracias a Dios lo que he aprendido se me queda en mi cabecita. La gente que logró esas plazas tenía estudio.

—TOMASA JOVITA TORRES
Mazatepeque, Suchitoto

Yo le doy gracias a Dios que pudimos hacer el trabajo cuando más lo necesitaban las mujeres... y lo hicimos con gusto y nos sentimos satisfechas, pero a veces a uno le duele ver el tiempo que hemos estado, que hicimos el trabajo cuando más lo necesitaban las comunidades y nunca hemos sido reconocidos por el Ministerio de Salud. A nosotras nos dijo una directora que había en el hospital que por ella no existieran las parteras, que nosotras hubiéramos desaparecido. Imagínese cómo se puede sentir uno. Yo sueño que estoy atendiendo un parto; y aunque nosotras quisiéramos, pero por las normas del Ministerio, que todos los partos tienen que ser en el hospital. Ya uno no... por una emergencia lo puede hacer porque no vamos a dejar morir a una mujer, y si la mujer se siente bien con nosotras, la vamos a atender.

Yo tuve un caso, el último parto que atendí, le dijo el médico a la parturienta cuando fue al control [después del parto], "¿Cuántos bebés tienes?". "Dos". "¿Y el primero donde los tuviste?". "En la casa". "¿Y quién te atendió?". "La misma señora". —¿Y cómo se llama?", le dijo el doctor.

—¿Y no sabes que sólo las perras paren en la casa? Así le dijo el doctor a la parturienta; eso porque ellas se lo dicen a uno. ¿Cómo se puede sentir uno? Ese fue el último parto que atendí en mi comunidad. Y mire, el día miércoles estaban los promotores del Ministerio de Salud ahí porque ella no quería venir al hospital y ya el jueves estaban los médicos, diciéndole que si no se venía para el hospital, que la policía la iba a traer. Y nació la niña un día martes, y eso fue lo que le dijo el doctor después. Así es que muchas mujeres nos cuentan las historias de cómo las tratan, diciéndoles que no se tienen que dejar ver por las parteras, ay, es bien difícil . . . después de todo lo que uno ha hecho.

En la casa, si la mujer no aguanta estar sentada, "acuéstese, descanse". Si la mujer se levanta, nosotras detrás de ella, acompañándola, a hacerle una leche, a cocer un agüita. Porque yo le tengo fe mucho a algunos tés que se les dan a las mujeres, cuando las mujeres están con dolores, por ejemplo, las raíces de palo de limón es buenísimo para apurar los dolores. Entonces nosotras les damos los tecitos, todo eso, estamos hablando con ellas, los pasos que da ella los damos nosotras. Ellas se sienten bien. Y en el hospital usted sabe que no es una sola paciente que están atendiendo, porque no han salido de un parto cuando está saliendo otro. Y yo entiendo eso, pero deberían ellos de entendernos a nosotras también. Y si a nosotras nos pasa algo en una comunidad, que si se nos muere un bebé o una paciente, nosotras a la cárcel vamos a parar y a ellos se les muere y ellos parten sin novedad.

—MARÍA DOLORES HERNÁNDEZ DE RIVERA
Zacamil 1, Suchitoto

Quisiera que [el gobierno] nos diera una canasta básica, necesita uno ganar algo, pues. Yo nunca les he cobrado así, tal vez me dan cinco dólares, pero no me gusta ganarles porque todo el esfuerzo lo hacen ellas. Pero es difícil lo económico, hasta me ha tocado prestar [ríe] para transportar a alguna enferma —a mí me ha tocado pagar. Ya ahí en la comunidad todos están de acuerdo, todos me conocen. Lo más necesario es un aporte que uno necesita, uno de pobre, sin ganar. Y los doctores no nos toman en cuenta, no nos toman en cuenta. Como ellos ganan por tenerlas ahí, cuando tienen ahí una muchacha siete, ocho días, ellos cobran el seguro y todo eso. Entonces si no vienen ahí a tener un niño, el dinero les hace falta ahí. Ellos quieren ganar pues.

Yo les voy a lavar la ropa hasta los quince días, hago la comidita. La gente se siente bien, pues. Solo "mamita" y "abuelita" me dicen, uno se siente alegre, pues. Las parteras son importantes porque uno lleva el control de la embarazada y ellas tienen más confianza con uno. Ellas nos cuentan historias, sobre lo que han vivido. Es un acercamiento que ellas tienen más con uno. Ellas quisieran dar a luz en la casa, pero como no pueden . . . además, está lejos para venir al hospital. En las primeras señas ellas lo llaman a uno, y ya con los primeros dolores uno no debe entretenerse mucho. Yo siempre voy con ellas [al hospital], con todas las de mi comunidad. Y cuando están ingresadas, hay que visitarlas todos los días, todos los días. La gente le pone amor a uno, le pone confianza. Yo las llevo. Solas es más difícil para ellas; hay que andar dándoles información, siempre hay que asistirlas. ¡Porque hay partos que son rápidos! El último parto que asistí fue hace como tres meses. Cuando uno asiste hay que ir para la alcaldía con la señora y con testigos. A ellas las regañan. "¡Ustedes son necias! ¿Para que se quedan con esa mujer en la comunidad?".

—FRANCISCA CATALINA BLANCO HERNÁNDEZ
El Milagro, Suchitoto

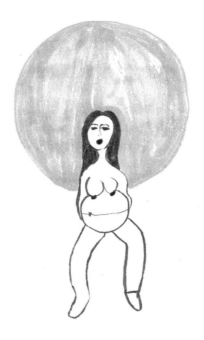

La luna llena, Noemí Delgado, 2021

Nací en el 1947 en el cantón Istagua de San Pedro Perulapán en el departamento Cuscatlán. Mi primera experiencia fue en el '67. Tuve una emergencia con una embarazada, en la calle estaba, y ella con los grandes dolores y la llevaban en una hamaca hasta donde iba a llegar la ambulancia, pero no hubo tiempo. Cuando yo vi que ya el parto estaba apresurado la llevé para la casita donde yo vivo, hasta la vez ahí vivo. Entonces mi camita era un tapesco de vara de bambú. Ahí tendí unos trapitos, escasos los trapos porque no había mucho, y ahí nació la niña. Mi mamá me dijo . . . mi mamá ya estaba inválida en una cama, no porque ella también asistía partos, ella asistía partos entonces ella me dijo "lo vas a hacer así, lo vas a medir, lo vas a amarrar bien y lo vas a cortar, las dos puntas". Mi mamá me enseñó así como ella sabía. Ella era la partera de la vecindad ahí.

En ese tiempo no había buses, ni existía esa carretera, era un caminito que había. Después de que asistí ese primer parto, al no hallar quien, me venían a buscar. Y yo le decía a mi mamá "quieren que vaya a ver una mujer. ¿Cómo le hago?". Mi mamá me decía: "si ya nació, le medís estos dedos de la tripita y ahí le amarras y si no ha nacido decíle a la señora que se bañe de la cintura para abajo porque eso a veces le ayuda". Antes le daban a uno de tomar la raíz de limón, se cocía el pedacito de raíz y eso apuraba los dolores. Eso usaba mi mamá, la raíz de limón. Ella me enseñaba a sobar. Sobar era como tocar la posición del niño y tocarle a ver cómo se sentía, ¿verdad?, y si estaba así atravesada tenía que irse para el hospital. Yo lo hallaba bien difícil al principio, yo me sentía asustada cuando la mujer estaba con sus dolores, *Dios mío, sólo yo con usted, Señor*, decía.

Lo primero que se hace es poner un agua a hervir y ahí se meten los trapitos que se van a usar, eso ayuda a dilatar la vagina. Y cuando yo voy a tocar un estómago, ya se siente dónde está la cabeza y los piecitos, ya uno conoce más. Yo le digo "mire, ahorita no es; todavía hay tiempito para que usted se ande paseando. Si se quiere bañar, se baña". Y estoy yo al cuidado de ella echándola guacaladitas con agüita tibia, y si quiere andar caminando ahí andamos caminando y platicando. Cuando viene el dolor, depende del tiempo que tenga porque ya cuando están cada dos minutos ya no, ya es hora, hay que colocarla en una cama para ya estar listo para el momentito. Yo la ando motivando, le digo "tener un hijo no es una dificultad, no es una enfermedad. Tener un hijo es como que usted siembra una plantita y la estás cuidando y cuando ya dio las flores, después viene la fruta, y cuando se llega a término esa fruta cae por madura, así es tener una criatura".

Ella [mi mamá] lo hacía voluntariamente, lo mismo que yo hacía, "Dios se lo pague, lo agradezco mucho". Hay una vecinita que siempre me buscaba por sus necesidades y un pesito me daba "tome, aunque sea para su café". A veces uno está toda la noche ahí con la pobre mujer, pero uno lo hace de voluntad, fíjese. Yo me alegro, mire ahora desde Ilobasco ha venido una muchacha porque quería saber cómo tenía su niño. Esto se corre, verdad, y la fama llega hasta por los extremos lugares más remotos. Dicen que mi abuela también hacía esos trabajitos. Mi abuela, mi mamá y ahora yo. Y ahora quisiera dejar eso a mi hija, que ella pudiera hacer ese servicio también porque uno nunca sabe qué va a venir después. Yo le digo que le voy a enseñar, y ahí tengo libros. Mi hija me dice "yo quisiera seguir su trabajo, mamá". Esto viene de los antepasados y uno se siente feliz sirviendo a la mujer. Mire, el otro día me vinieron a buscar a la casa, que viniera a Tecomatepe del otro lado del puente, fui y mire . . . ¿Cree que yo pude bajar? Ahí abajo estaba la casita y yo no pude bajar por el dolor, mire. Ella tuvo que subir, y en la iglesia hicimos el control porque yo no pude doblar las rodillas para bajar hasta allá abajo. Uno se sentiría triste de morirse y que no quedara ese conocimiento en otra.

—VICENTA MARTÍNEZ
Los Laurales, San Pedro Perulapán

La raíz de palo de limón, tres cogollitos, se mide, se lava bien, se machuca y se pone en dos tazas de agua. Cuando el parto está lento, hay que ayudarle a la mujer, entonces siempre de esa agua les he dado yo, o si no, la raíz del chile dulce. Se corta una cuarta de la raíz, se lava bien, se machuca y en dos tazas de agua. La cáscara de tecomasuchi también se machuca en dos tazas de agua, es de una flor amarilla, ya cuando está seca se revienta y ahí está la semillita dentro. La cáscara del palo de moro también, una cuarta bien lavadita y bien machucadita. ¡Eso sirve hasta para la tos, vieras cómo sirve! Todo eso me enseñaron las parteras que me asistieron.

Lo que más me gusta es ir a recoger a los niños. Eso es lo que más me gusta, estar en todo el procedimiento del parto. Hasta me invitan a que vaya a las casas de ellas. En la primera etapa hay que irles contemplando, diciéndoles que todavía no es tiempo. Ya en la segunda etapa uno va preparándose para el parto. Ya en la tercera etapa es un dolor que se siente, y se soba aquí [la espalda baja] —entonces el niño ya va a nacer. Hay unas que en el suelo les gusta tenerlos, sentaditas. Así como que hay más fuerza que estar acostada. Yo a veces les pongo un lazo para que se agarren y hagan fuerza, y bien fácil sale.

Nunca he tenido problemas. Y cuando sale la cabecita ya rápido hay que examinarlo y uno ya sabe cómo va a pinzar ahí para cortar [el cordón umbilical]. Es bonito porque aprende uno más y más. Al principio mi esposo estaba bien enojado, pero yo no le hice caso, yo siempre salía. A veces a las doce de la noche me venían a traer en caballo y decía "vamos a ir". Bajo la tormenta, aguantando agua, pero como había que hacerlo, hay que hacerlo pues, hay que seguir adelante. Por eso la gente a mí me quiere aquí, me tienen confianza.

—FRANCISCA CATALINA BLANCO HERNÁNDEZ
El Milagro, Suchitoto

Aprendimos de otras parteras a darles una taza de hojitas de orégano, poquita, como un puñito, en agua tibia, lo más tibia que la mujer pueda tomar y eso ayuda a apurar los dolores de parto. Raíces de morro también, unos tres pedacitos de raíz de morro, también ayuda para el trabajo de parto, lo hace más rápido y hay de otras hierbas también como la semilla de aguacate. Si una mujer se ve como en la propia hora del parto, digamos como en la segunda etapa, ya para la expulsión del bebé y uno ve que la mujer se pone preocupada, que ya no tiene fuerza, que vienen sudores helados, uno tiene que tener agua hervida y poner 3 cucharaditas de azúcar, como un suero casero, lo más tibio posible, para que ella agarre calor y vuelva con fuerza para la expulsión.

—MARÍA HIGINIA "PATRICIA" HERNÁNDEZ
Zacamil 2, Suchitoto

La planta que usamos, un pedazo de raíz de limón, oreja de chucho, unos matochitos que tienen mozotes que se pegan a uno, cocido. El pedazo se corta y se hierve. O uno le dice a la mujer que compre clavos de comida, se le cuecen unos siete y ahí va ligero. Eso lo venden los especieros. Hay bastantes plantas. Uno pregunta "¿Y qué puedo darle a fulano para que salga ligero?". "Ah, dale tal cosa". Y así es que uno va creciendo su conocimiento. Mi papá y mi mamá me decían "cócele clavo, cócele raíz de limón, raíz de oreja de chucho". Ciguapate es bueno también, para que salga. Pero ahora no, ahora la gente no cree.

Mire antes, hasta para que el hombre hiciera su sexualidad, en aquella época, había un señor que pasaba avisando con un tambor, cuando ya iba el hombre todos hacían su sexualidad, por la luna. Ellos sabían de todo, esos señores. Todo va a base de la naturaleza. Cuando está llena la luna, el parto es más fácil. Cuando está tierna la luna uno no tiene fuerza, el bebé no tiene fuerza. Mire [el parto] debe ser cuando la luna está sazona para que los niños no estén enfermitos, y todo eso uno lo aprendió por sus padres. Cuando está, digamos, cuarto de ocho ya es buen tiempo para salir embarazada. Hoy no, ahora no buscan luna. Hoy también afecta que la gente come mucho químico.

Me buscan bastante para sobar, las mujeres tienen confianza. La vez pasada, me dijo "lo tengo sentado". "Le voy a hacer un estímulo", y cabal, ya la siguiente vez que la vi lo tenía bien. No cambian en el momento, pero si ellas tienen fe se les cambian. Yo veía a una señora que sobaba, por eso aprendí. Durante el parto les digo "mire, como a vos te gusta, como te puede salir más fácil, o acurrucada, o acostada", porque yo así les decía. Y donde les agarraban los dolores, yo las sobaba. Y baños con agua tibia, uno bañaba a la mujer. Yo les decía a los esposos "póngame agua y tibia, la vamos a bañar". Ayuda bastante el baño, a relajarla, y que se le despegue el niño. Solo agua tibia, y a caminar. Uno le ayuda a caminar. Ya cuando no aguanta "acuéstese". A mí ni un niño se me murió. Si yo vi que se estaban ahogando yo les topaba la boca para darles aire. ¿Qué no les hacía yo? Y no se me morían los bichitos. Después veía a la mujer, cortaba [el cordón], limpiaba, y les ponía a mamar. Cuando el niño está mamando le ayuda a la mamá.

A nosotras nos enseñaban a comer queso y gallina después de un parto, sopas. "Hay gallina para la fulana", decían. Y queso, y chocolate, eso hacía que las venas se les alteraran por el desarreglo. Es una tradición. Fíjese, nuestros padres, nuestros abuelos, nuestros bisabuelos, todos son nacidos sólo con parteras. Una de mis hijas quiere aprender. Y a nosotras nos dicen que no podemos. La promotora de salud [del gobierno] dijo que nosotras no podíamos. En una casa ella llegó a decir "¿y vos ves a la partera? No te dejes ver porque ellas no pueden".

—MARÍA MARTINA LUCERO
Primavera, Suchitoto

Yo siento que estas cosas son como iluminaciones. Yo pienso que es como que Dios le da ese propósito a uno, de que uno va a ser: partera. Porque imagínese que yo no sabía nada, nada, y yo sola me asistí. Los otros hijos me los recogió mi suegra: ella era partera. Yo la miraba a ella, cuando ella me asistía. Como todos los demás niños me los recogió ella, me fijé bien y fui aprendiendo.

—MARÍA AMALIA MOLINA MENJIVAR
Ciudadela, Suchitoto

Esa partera se llamaba Carlota . . . nosotras a esa señora la queríamos cómo mamá; le decíamos, "Mamá Carlota", porque ella atendió a mi mamá con todos los hijos. Y ella me atendió a mí de mi primer hijo. En un barranco a la orilla de unos ríos vivíamos —sin luz, sin agua, solo el río que pasaba— pero no nos afligíamos porque ahí estaban los pozos donde íbamos a traer agua para tomar y a lavar. Pero sí, ella me atendió a mí de mi primer hijo. Y de mis ocho hijos, sólo un parto que tuve, que eran gemelos, fue en ese hospitalito [en Mesa Grande] y me atendieron esos médicos extranjeros. De ahí, de todos mis niños, una partera me ha atendido pues, y es una tradición que viene desde antes. ¿A dónde había un médico? Esto es tradición que viene de muchos años —ahora es que quieren eliminarla—.

¿Cómo no va a ser mejor un parto natural? Porque la mujer tiene chance de andar caminando, el niño va bajando, cada dolor. Si usted se acuesta, usted no tiene fuerza cuando le vienen los dolores, pero si usted anda parada, cada dolorcito el niño va bajando. ¿Y acostada la gente cómo va a tener fuerza? Y uno a las mujeres en la casa las pone de una forma, como se siente la mujer bien. Si ella dice "yo así no aguanto", pues levántense; "yo así me siento bien", "pues así estese". Y nosotras ahí cuidándola. Es que un parto atendido en casa, que sea normal todo el proceso del embarazo... ¿cómo no va a ser mejor? A mí me encanta atender partos, sueño con atender partos, porque uno se siente... ahh... Yo tengo tantos cipotes que me visitan a la casa y yo les digo "miren, ahí está enterrado su cordón".

—MARÍA DOLORES HERNÁNDEZ DE RIVERA
Zacamil 1, Suchitoto

Lo que sabemos y hemos reconocido y vivido es que el trabajo como partera no viene desde ahora, los médicos surgen mucho después. Surgieron primero las parteras que los médicos, porque en el pasado, de generación en generación ha venido, como cultura, la partería. Pero poco a poco el patriarcado ha ido impidiendo cosas para limitar este trabajo ancestral, tan bueno; porque lo natural es lo mejor. Las hierbas y todo lo que se pone con las manos, con la inteligencia. Yo no digo que la ciencia no sea buena, pero lo natural es lo mejor y viene de generación en generación. No queremos que esto desaparezca porque es lo mejor para nosotras. El parto humanizado es lo mejor que puede haber. Cómo es de buena la naturaleza que nace un bebé en agua y no le pasa nada, porque ha estado en agua en el vientre; y al nacer, el té para la madre, algo caliente.

El riesgo que se corre si no hay parteras es que hay muertes maternas y neonatales en nuestro municipio y a nivel nacional, porque cuando desaparece aquella atención humanizada, la confianza ya no está. Todavía hay mujeres que no van al hospital, no van, mejor prefieren tenerlas solas en casa, y otras que están atendidas por parteras... Si esto no se hace, no dudo de que va a haber muertes maternas y neonatales, y eso queremos prevenir. El cambio intergeneracional no es por antojo, es porque el parto es natural y debe seguir siendo natural. No queremos que los partos sean medicados. Hay razones fundamentales; uno es que no tienen confianza, por los maltratos que reciben; otra es la distancia porque hay calles sin acceso, y a veces en los hospitales no hay ambulancias. Hay que buscar un carro particular y pagar para que la lleven al hospital. ¿Y si esta mujer es de escasos recursos, cómo va a pagar para venirse? Hay mujeres que están a diecinueve, veinte kilómetros de un hospital. ¿Entonces, cómo va una mujer a venir ya bien noche? Hay una casa de espera materna, donde dicen que las mujeres tienen que venir quince días antes, pero la realidad nos dice otra cosa; tienen hijos en la casa, y por la violencia sexual temen dejar a las niñas solas en la casa. Tienen sus animales, de eso sobreviven, tienen sus gallinas; todo eso no les permite venir quince días antes a la casa de espera materna, porque no es fácil que vengan.

La demanda que nosotras tenemos es con los gobiernos centrales, tanto la Asamblea Legislativa como el Ministerio de Salud, es el apoyo y reconocimiento de un trabajo de años. Pedimos que el trabajo de las parteras se reconozca como saberes ancestrales, y que se reconozca como un patrimonio cultural ante la Secretaría de Cultura; y en sí, el reconocimiento de la Asamblea Legislativa para que bajen órdenes al Ministerio de Salud que nos absorban; y en los recursos que tienen para que puedan nuestras parteras tener el reconocimiento.

Tenemos parteras jóvenes porque estos son cambios generacionales que vamos haciendo porque no es posible que después de tantos años de atención y que los partos son naturales y no en sí medicados . . . porque no es lo mismo que una mujer vaya al hospital y le digan "pasa adelante" y le metan una aguja y le digan "te voy a poner el sellito" que llegue una mujer a una partera y le diga "pasa adelante y tómese un té". Por naturaleza, miles y miles de años atrás los partos han sido naturales y no en sí medicados. Es humano, realmente, porque las mujeres en las comunidades ya tienen la confianza. La partera vive en la comunidad trescientos sesenta y cinco días al año. No necesitamos pedir que la comunidad nos reconozca, la comunidad ya nos reconoce desde hace años.

—VILMA COREAS GUZMÁN
Aguacayo, Suchitoto

La esperanza es que vuelva a la normalidad, y que cada mujer sea libre de tener sus hijos donde ella quiere y como ella quiere. Otra esperanza es que ojalá un día la partera sea reconocida, porque nosotras hemos trabajado por el amor a las mujeres, sin esperar nada a cambio, pero hay que tomar en cuenta también que es un trabajo de salud. Nosotras ya tenemos muchos años dando nuestro esfuerzo y nuestro trabajo por los demás, entonces yo creo que ya es tiempo de que también los demás vean que nosotras hemos hecho parte del trabajo que le corresponde a un médico, y que un médico no lo hace como debería, humanamente. El médico lo hace por el dinero, y nosotras lo hemos hecho por amor, muy diferente, por el bien de las mujeres y los niños. Es una lucha. Yo he tenido unas experiencias con mi esposo, por celos, porque yo salía de noche . . . Y aun así yo no dejé, yo no dejé de salir, aunque él me encelara, aunque él me decía que me iba a dejar. Yo le decía "lo he aprendido gratuito, yo gratuito lo voy a dar y usted no me va a detener".

—ESTELA VILLACORTA RIVAS
Milingo, Suchitoto

Tal vez para las que ya estamos avanzadas de edad no vamos a ver ese cambio, pero para las parteras nuevas que están más jóvenes que vean esos cambios, que sean reconocidas, que no las tengan de menos. Sería bueno que sean reconocidas en lo económico como los promotores de salud del gobierno. Ahorita nosotras sentimos el apoyo entre las mismas parteras que estamos organizadas, yo así lo siento. Yo el apoyo que siento ahorita sólo es en el grupo porque a nivel del Ministerio de Salud no tenemos un apoyo, ni reconocimiento. Con el apoyo, no económico, pero que seamos unidas, que nos llevemos bien, con eso uno se siente bien. Con eso hemos logrado bastante, y se puede seguir logrando, que no nos quedamos atrás, que sigamos siempre luchando. Hay comunidades donde las parteras están aún más alejadas porque no tienen una organización, solo tienen el espíritu, nomás el espíritu y la fuerza de seguir luchando para ayudarles a las mujeres.

—BONIFICA ASCENCIO GARCÍA
Los Henríquez, Suchitoto

Siempre me ha gustado el tema de trabajar con las mujeres y conocer los derechos también. Me gusta el momento en que medimos el diámetro de la panza de la mujer, cómo se sienten los movimientos del bebé, eso me encanta. Estamos pensando, como asociación, en el cambio generacional. Que las señoras ya son bastante mayores vayan dando el conocimiento a las jóvenes, pero creo que hay muchas jóvenes que no están dispuestas a hacer un trabajo donde no se les paga porque hoy en día lo que más buscan es tener un reconocimiento económico y la partería es algo voluntario. No tiene que esperar uno que les den un salario o un pago por lo que está haciendo, tiene que ser, como decimos en la asociación de parteras, algo que te nace del corazón: ayudar a otras mujeres. Pero lo que se quiere es que el gobierno reconozca el trabajo de estas mujeres, que se ha hecho desde años, no que las madres o padres de la criatura le den un reconocimiento a la partera. Y hasta la fecha, en lugar de cuidar ese conocimiento que ellas tienen, lo que está haciendo el gobierno es dejar que se quede en el olvido.

—MARÍA DE LOS ÁNGELES ACOSTA ARDÓN
Nueva generación de APRA
La Mora, Suchitoto

Yo ya tengo quizás como seis años de estar con las parteras, sirviendo. Y a mí me motiva, me gusta trabajar con las mujeres. Aquí en la comunidad, tengo bastante confianza con las mujeres. Cuando quieren pastillas prenatales o algo me dicen, o cualquiera enfermedad, ellas me dicen y yo les respondo de lo que yo sé. Nosotras pasamos cada mes, entonces ellas me han dicho a mí que se sienten muy contentas con nosotras, porque no cualquiera pasa cada mes a darles sus vitaminas, a revisarles sus estómagos con amor, porque todo se hace con amor —y cada mes que no se falla. Es importante que haya una partera en cada comunidad, porque a la hora de una aflicción, que la embarazada no puede, no tenga cómo irse para el hospital, no tenga transporte, entonces ahí debe estar la partera para atenderla.

Yo siento que es una violación a la derechos de las mujeres no querer que ellas puedan tener sus hijos en sus comunidades, en sus casas, con una partera. Como parteras, y como madres, quisiéramos que esto de las parteras no se perdiera porque lo de las parteras es muy importante, ayudan mucho a las mujeres, a las comunidades. No quisiéramos que se perdiera esta tradición. Lo de las parteras no es de hace poco, lo de las parteras viene evolucionando desde hace tiempo.

—REINA MARLENIS ESCOBAR FIGUEROA
Nueva generación de APRA
Valle Verde, Suchitoto

AGRADECIMIENTOS

Mientras preparamos este libro para su publicación, el mundo es testigo del genocidio del pueblo palestino cometido por las mismas fuerzas imperialistas responsables de la muerte de ochenta mil vidas durante el conflicto armado en El Salvador en la década de los ochenta. Quiero reconocer y honrar a las personas valientes que han dado a luz solas, así como a quienes han atendido partos en medio de las masacres en la actualidad, tal como hicieran las parteras de la Asociación de Parteras Rosa Andrade (APRA) hace apenas pocas décadas.

Honro y reconozco a cada una de las parteras que ha sido, y será, asesinada cumpliendo con su trabajo. La violencia colonial se vuelve a escuchar cuando parteras indígenas y curanderas son asesinadas. Las comunidades pierden conocimientos sagrados, que son su derecho natural, cuando pierden a una de sus matriarcas. Honro y reconozco a todos los familiares, hijas, hijos y amigos de las parteras que murieron durante la guerra civil.

Reconozco la conciencia de que los genocidios actuales alrededor del mundo, desde Palestina a Sudán y la República Democrática del Congo no están aislados de lo que ocurrió en El Salvador, ni están separados de ninguno de nosotros.

Admiro profundamente a las parteras de Suchitoto por vivir con plena conciencia de que están conectadas con todo lo que existe. Ellas representan la reciprocidad en la forma en que están enraizadas en sus comunidades, en la forma en que están conectadas con las plantas y los elementos naturales, en la manera en que se han organizado.

Este libro es un altar dedicado a las parteras de APRA. Es una oración que sus palabras esparcen por el viento haciendo germinar semillas de resistencia. La historia de origen de la asociación es algo único —al haber sido creada como resultado de un conflicto armado— y es testamento al espíritu inquebrantable de las mujeres salvadoreñas. Después de perder tanto por una violencia inconcebible que sufrieron, las parteras se enraizaron en una dedicación colectiva para proteger a su gente —tanto al cuidar de la salud de sus comunidades como al mantener vivo un inmenso conocimiento sobre tecnologías ancestrales para partos seguros y empoderadores.

Gracias a las parteras de APRA por su confianza y su compromiso con este proyecto: María Melia Martínez Flamenco, Bonifica Ascencio García, María Amalia Molina Menjivar, Fredelinda Antonia Recinos de Cerón, Vicenta Martínez, Ángela Luz Barahona de Ávalos, Cecilia de María Rivera de López, Francisca Catalina Blanco Hernández, Ana Teresa Ávalos, María Higinia "Patricia" Hernández, Tomasa Jovita Torres, Natividad Escobar de Henriquez, Lucía Rutilia González, María Martina Lucero, María Dolores Hernández de Rivera, Vilma Coreas Guzmán, Reina Marlenis Escobar Figueroa, María de los Ángeles Acosta Ardón, Sandra Maricela Flores, María Magdalena Rodas Arias, Dolores Margarita Marroquín de Hernández, Estela Villacorta Rivas, Angélica de la Paz Martínez León, Morena Elí Orellana Menjivar, Sonia Alicia Cruz Montoya, Yessenia de Jesús Canjura Trejo, Pedrina Ángela Calderón, María Antonia Landaverde, Emilia Marinet Sánchez y Marina Martínez.

Este libro también está dedicado a las personas que han mostrado una solidaridad internacional a APRA constante durante las últimas décadas. La organización Médico Internacional de Suiza, y en particular Maja Hess, quienes apoyan el trabajo de las parteras no sólo materialmente sino también espiritualmente al mantener una dedicación inquebrantable a la asociación. Joan "Juanita" Condon, quien era la directora ejecutiva del Fondo para el Socorro Médico Internacional cuando crearon el programa de entrenamiento para las parteras de Suchitoto; ella sido una aliada feroz de las parteras desde los inicios de APRA y continúa elevándolas. Deborah Abramsky, quien proporcionó capacitación como partera-enfermera con el Fondo de Socorro Médico Internacional a las miembras de APRA después de la guerra. He escuchado el nombre de Deborah en innumerables ocasiones, ya que la gratitud que las parteras le tienen sigue resonando en el trabajo que ellas hacen. Las aliadas de APRA encarnan un espíritu de interconexión que es inspirador y hace del mundo un lugar más amable.

Viví casi un año con la familia de Patricia Hernández en 2019, mientras reunía los testimonios para este libro, y han seguido abriendo sus puertas siempre que los visito. Gracias a Keylin Guardado, Jonathan Guardado, Dilcia Guardado, Amílcar Guardado y Verónica Escamilla. por compartir tanta sabiduría y amor conmigo. Ustedes se han convertido en parte de mi familia. Y gracias a la comunidad de Zacamil Dos por recibirme siempre.

Conocí a Luz Salama-Tobar en una conferencia de Fulbright en 2019, ambas nos estábamos preparando para nuestros proyectos que tenían que ver con El Salvador, el país de nuestras familias —yo para trabajar con las parteras de APRA y Luz para trabajar de manera cercana con Najnantzin Tamatxtiani, uno de los últimos hablantes de la lengua náhuat, que enseña a niños en la comunidad indígena. Una vez instaladas en El Salvador, nos visitábamos frecuentemente, y Luz fue testigo del impresionante trabajo organizativo de APRA en sus asambleas mensuales. Estoy por siempre agradecida por la hermosa colaboración y amistad que hasta el día de hoy seguimos cultivando. El inicio de la pandemia fue una época de precariedad para las parteras y las mujeres hablantes del náhuat, y la creación de manera conjunta de Cuidando a Las Que Nos Cuidan fue una vía importante para generar apoyo internacional para ambos grupos de mujeres. Gracias a todos los que contribuyeron a Cuidando a Las Que Nos Cuidan.

En 2020, la madre de Luz, Calixta Leonor Tobar Escobar, una fuerte mujer salvadoreña y muy querida por todos, falleció de forma trágica y repentina a causa del COVID-19; por esa razón este libro también está dedicado a ella. Estoy segura de que Calixta nos cuida y brinda su apoyo al increíble trabajo de defensa que Luz lleva a cabo en su comunidad. Gracias a Luz por tomar las hermosas fotografías para este libro. Pero de forma más importante todavía, por inspirar a todos quienes te rodean a crear belleza en cualquier circunstancia.

Después de leer los testimonios, mi mejor amigo, Tal Milovina Mancini, siempre me decía que era importante publicarlos para que de esta manera más personas pudieran conocerlos. Le estoy muy agradecida por su visión y por su apoyo constante a lo largo de todo el proceso. Su visión política, su dedicación y atención a los más mínimos detalles le han dado vida a este libro, y no hay nadie en quien yo pueda confiar más para cuidar con tanto cariño este proyecto.

Gracias a Holly Meadows-Smith y a Irrelevant Press por ayudarnos a publicar la primera versión de este libro en 2021. El trabajo que Irrelevant Press lleva a cabo es una labor revolucionaria, al hacer que la publicación sea accesible y dirigida a la comunidad, y fue gracias a su compromiso con este proyecto desde el principio lo que nos inspiró a seguir trabajando en él.

Gracias a Emma Lloyd por traducir los testimonios de manera tan cuidadosa y meticulosa. Estoy muy agradecida por haber podido trabajar juntas en este proyecto.

Gracias a Noa Mendoza, Elisa Taber, Hugo García Manríquez y

Kristen Steenbeeke por su minucioso trabajo editorial, y a todos en Seven Stories Press por hacer posible este libro.

Gracias a mi familia por creer en este proyecto y por darme la libertad y confianza para hacer el trabajo de acompañar a personas mientras están dando a luz y archivar las historias de APRA: Shara Lili, Jill Esbenshade, Julio Delgado, Timoteo Delgado, Anthony Rodriguez, Sherlan Lord, Lychelle Kime y Hannah Ross.

Gracias a mi abuela María Francisca Rivas, que nació en casa en El Salvador en las manos de una partera a quien amaba y respetaba. Mi abuela fue la primera persona que me enseñó la importancia de proteger las historias de las personas. Tengo horas y horas de testimonios grabados (hablando de su infancia, su vida al comienzo de la guerra civil y su historia de migración) que se volvieron más valiosas que el oro para mi familia cuando la perdimos a causa del COVID-19, en 2022.

Por último, este libro está dedicado a quienes trabajan por descolonizar los nacimientos alrededor del mundo. Vivimos en un momento en el que hay que fortalecer los recursos comunitarios que siempre han existido y en el que hay que proteger la medicina que nos acerca a la Tierra, a la Luna y a los otros. Este libro es parte de un esfuerzo mucho más amplio que busca reconocer y enaltecer a las parteras tradicionales que han mantenido a su gente sana por miles de años.

—NOEMÍ DELGADO
San Diego, California,
2025

CRONOLOGÍA DE SUCESOS IMPORTANTES

1524: El colonizador Pedro de Alvarado fracasa en su intento de apoderarse del territorio indígena de Cuzcatlán, gracias a la lucha y defensa victoriosa de los pueblos náhuat-pipiles. La partería —una práctica artística basada en la tierra que ha pasado de generación en generación— es parte central para la salud de las comunidades indígenas.

1525: Los colonizadores españoles dan inicio al robo sistemático de las tierras pertenecientes a las comunidades náhuat-pipiles, lenca, maya ch'orti', maya pocomam, y los pueblos cacaopera en el territorio de lo que se conoce hoy como "El Salvador".

1821: La República de El Salvador logra su independencia de España, después de trescientos años bajo dominio colonial; primero como parte de la República Federal de Centroamérica y veinte años después, como un estado soberano.

1846: Por primera vez, el gobierno salvadoreño invierte en café, y ofrece beneficios fiscales a quienes planten más de cinco mil árboles. Las dos décadas siguientes, gracias a una serie de leyes contra la vagancia y la abolición de la propiedad colectiva de la tierra, inicia un sistema de plantaciones cafeteras conocidas como fincas.

1871–1927: La industria del café da lugar a una oligarquía que controla la mayoría del territorio y la riqueza en El Salvador; este periodo es conocido como la República Cafetalera. A fines del siglo diecinueve, las llamadas "Las Catorce Familias" —descendientes todas ellas de colonizadores españoles— controlan el poder casi absoluto del gobierno de El Salvador, y dan prioridad a la producción de café, caña de azúcar y algodón para exportaciones, en lugar de sembrar comida para el pueblo salvadoreño.

1912: El presidente Dr. Manuel Enrique Araujo funda la Guardia Nacional, brazo del ejercito salvadoreño creado para proteger los intereses de los terratenientes del país, que enfrentan cada vez con más frecuencia demandas de los trabajadores que exigen mejores salarios y mejores condiciones de trabajo. Durante los siguientes ochenta años, la Guardia Nacional se ganará la reputación de violar derechos humanos en todo el territorio nacional.

22 de enero de 1932: Grupos indígenas y comunistas lideran un levantamiento contra el gobierno extremadamente represivo del presidente Maximiliano Hernández Martínez. Como respuesta, el gobierno salvadoreño inicia La matanza, un genocidio de treinta mil campesinos y organizadores, en su gran mayoría indígenas. Son asesinadas figuras importantes como Farabundo Martí, uno de los fundadores del Partido Comunista de El Salvador, así como el líder náhuat-pipil Feliciano Ama.

30 de julio de 1975: Jóvenes estudiantes de preparatoria y de la Universidad de El Salvador se manifiestan de manera pacífica para protestar ante el uso de un millón de colones para la organización de la final de Miss Universo, en medio de la desigualdad económica y la represión militar en todo el país. La Guardia Nacional y la Policía Nacional abren fuego contra los manifestantes asesinando al menos a una docena de estudiantes.

24 de febrero de 1977: Carlos Humberto Romero es declarado presidente después de una elección marcada por el fraude y la represión violenta. Su presidencia es respaldada por grupos ultraconservadores, y anuncia que el Bloque Popular Revolucionario —una amplia colación de trabajadores, campesinos, estudiantes y revolucionarios marxistas-leninistas— es ilegal.

15 de octubre de 1979: Un golpe de estado respaldado por Estados Unidos derroca al presidente Romero y establece la dictadura de la Junta Revolucionaria de Gobierno (JRG). Estados Unidos apoya al JRG y a sus escuadrones de la muerte con dinero, armas y entrenamiento militar con el objetivo puntual de proteger los intereses estadounidenses ante una revolución izquierdista. Con esto se marca el inicio de doce años de guerra civil.

24 de marzo de 1980: El arzobispo y teólogo de la liberación Óscar Arnulfo Romero es asesinado. El día anterior, Romero había dado un sermón en el que imploraba al ejército salvadoreño que dejara de asesinar a su propio pueblo. Un mes antes, escribió una carta al presidente Jimmy Carter exigiéndole que pusiera un alto a la ayuda militar al JRG. Cientos de miles de personas asisten al funeral del padre Romero; el funeral se convierte en la manifestación más numerosa en la historia de El Salvador.

10 de octubre de 1980: Cinco importantes grupos guerrilleros de izquierda se consolidan como el Frente Farabundo Martí para la Liberación Nacional (FMLN), una coalición con brazos políticos y militares que se organizó con el fin de derrocar a la dictadura opresiva y reestructurar una sociedad injusta.

11–13 de diciembre de 1981: El Batallón Atlácatl, que recibió entrenamiento de Estados Unidos, realiza una masacre de cerca de mil ciudadanos en el pueblo de El Mozote, en el Morazán. Los atroces detalles de lo que el Batallón Atlácatl hizo a la gente del pueblo de El Mozote volvieron a la masacre emblemática de la violencia absoluta que caracterizó al ejército salvadoreño, al quemar y asesinar pueblos enteros en nombre de la erradicación del apoyo a insurgencia.

1981: El Alto Comisionado de las Naciones Unidas para los Refugiados (ACNUR) y otras organizaciones internacionales comienzan a organizar campos de refugiados en algunos países vecinos, incluidos Honduras, Nicaragua y Costa Rica, para los y las salvadoreñas que huyen de la brutal guerra. En 1986, el campo de refugiados Mesa Verde, en Honduras, llega a albergar hasta once mil salvadoreños desplazados. Aunque los campamentos han sido establecidos por la ACNUR, el ejército los patrulla y los refugiados no tienen permitido salir de ellos. Cientos de personas mueren en los campamentos a causa de enfermedades, desnutrición y problemas de higiene.

1981–1992: Obligadas por la necesidad, muchas mujeres salvadoreñas comienzan a atender partos en zonas rurales y en campos de refugiados. Guerrilleros y gente de masa —civiles desarmados que pertenecen a organizaciones como el FMLN— aprenden partería de sus madres y de las viejas parteras en sus comunidades y también reciben capacitación sobre otras prácticas médicas de parte de doctores en campamentos guerrilleros. Las montañas y bosques cercanos a la municipalidad de Suchitoto, en el departamento de Cuscatlán, se convierten en un importante bastión del FMLN.

1987–1992: Miles de salvadoreños que se han visto forzados a vivir en campamentos de refugiados de la ACNUR por una década regresan a El Salvador, y construyen nuevas comunidades con muy escasos recursos. Las parteras se vuelven figuras centrales dentro de estas comunidades, que no cuentan con hospitales ni agua potable. Hasta el día de hoy, varias de estas comunidades siguen estando muy organizadas y conectadas con una identidad compartida de "comunidades repobladas".

16 de enero de 1992: Las negociaciones entre el gobierno salvadoreño y el FMLN se llevan a cabo en la Ciudad de México, en ellas las Naciones Unidas fungen como mediador. Las partes firman los Acuerdos de Paz de Chapultepec, con el cual se pone punto final a doce años de conflicto armado.

1993: Cuarenta y cinco mujeres reconocidas como líderes y parteras en sus comunidades empiezan a recibir más preparación medica en Suchitoto, Custcatlán, gracias a un programa fundado por la organización de ayuda médica internacional, International Medical Relief Fund (IMR).

1994: Las parteras que recibieron el entrenamiento de la organización IMR fundan la Asociación de Parteras Rosa Andrade (APRA), y así comienzan a trabajar juntas como parteras tradicionales, con el fin de proporcionar cuidados que pueden salvar vidas en sus comunidades en Suchitoto.

8 de septiembre de 2000: La Asamblea General de la ONU firma la "Declaración del Milenio", documento en el que se proponen ocho Objetivos del Milenio (ODM), que 189 estados miembros unánimemente acuerdan alcanzar para el año 2015. Los objetivos guían la labor de la ONU alrededor del mundo y de ellos depende que los países sean elegibles para recibir ayuda internacional de la organización Millennium Challenge Corporation. Entre sus objetivos destacan "erradicar la pobreza extrema y el hambre" y "combatir el VIH/SIDA", el quinto de los ODM es "mejorar la salud materna", lo cual será medido en parte por la proporción de nacimientos atendidos por "personal sanitario especializado".

2005: En preparación para la Cumbre Internacional en septiembre, la ONU anuncia un reporte, el Reporte de los Objetivos del Milenio, para evaluar el progreso hacia los Objetivos del Milenio. Con base en los indicadores para el Objetivo 5. El reporte encuentra que "se ha hecho un progreso para reducir las muertes maternas" pero "no en aquellos países donde los partos son más riesgosos". También señala "mejoras importantes" en el norte de África y en Asia Oriental, en lo que tiene que ver con proveer "personal sanitario especializado".

2011: En respuesta al Reporte de los Objetivos del Milenio, el Ministerio de salud adopta la Estrategia Plan de Parto, que señala que todos los partos deberán tener lugar en un hospital. En esas mismas fechas, trabajadores de salud del gobierno comienzan una campaña para desempoderar a las parteras comunitarias mediante amenazas de encarcelamientos si algo sale mal durante los partos. También hacen circular información falsa sobre los riesgos de partos en casa, y lanzan una ofensiva cuestionando las habilidades y conocimientos de las parteras comunitarias.

2020: Los casos de COVID-19 saturan y sobrepasan el sistema hospitalario salvadoreño, y muchas personas se quedan sin acceso a tratamiento médico. Las parteras que dejan de atender partos —como resultado de las medidas gubernamentales del 2011— comienzan a atender partos de manera clandestina en sus comunidades nuevamente.

2021: La ley "Nacer con Cariño", promovida por la primera dama, Gabriela de Bukele, es aprobada en la asamblea legislativa, estableciendo así algunos derechos importantes para las mujeres que darán a luz, incluido el derecho de ser acompañadas por una persona que las apoye durante el parto y, en teoría, prohíbe que personal de salud lleve a cabo cualquier tipo de intervención médica sin el consentimiento del paciente. Esta ley no incluye protección para las parteras tradicionales.

2024: La mayor parte del territorio de El Salvador continúa bajo el control de los descendientes de Las Catorce Familias de la oligarquía cafetera: el 4 por ciento es dueña del 60 por ciento de la tierra, y el 40 por ciento en las zonas rurales no poseen nada. Sólo el 5 por ciento de los pueblos indígenas posee tierras.

2025: Las miembras de APRA celebran treinta y un años atendiendo a sus comunidades y como asociación.

SOBRE LAS AUTORAS

Fundada en el año 1994, la ASOCIACIÓN DE PARTERAS ROSA ANDRADE (APRA) es un grupo de treinta parteras cuidando de la salud reproductiva de miles de personas que habitan en las treinta y cinco comunidades rurales en la municipalidad de Suchitoto, Cuscatlán, en El Salvador. La mayoría de las miembras de APRA iniciaron o continuaron atendiendo partos durante los doce años que duró la guerra civil, de 1979 a 1992, cuando las personas embarazadas que se encontraban en zonas rurales y campamentos de guerrilleros y refugiados no podían buscar atención médica, debido a la violencia ejercida por la dictadura, que contaba con el apoyo de Estados Unidos. Fundadas en la solidaridad y el compromiso con sus comunidades, las miembras de APRA continúan brindando, hasta hoy día, atención a las familias durante el embarazo, el nacimiento y el periodo de posparto. Las miembras que forman parte de APRA incluyen a: María Melia Martínez Flamenco, Bonifica Ascencio García, María Amalia Molina Menjivar, Fredelinda Antonia Recinos de Cerón, Vicenta Martínez, Ángela Luz Barahona de Ávalos, Cecilia de María Rivera de López, Francisca Catalina Blanco Hernández, Ana Teresa Ávalos, María Higinia "Patricia" Hernández, Tomasa Jovita Torres, Natividad Escobar de Henriquez, Lucía Rutilia González, María Martina Lucero, María Dolores Hernández de Rivera, Vilma Coreas Guzmán, Reina Marlenis Escobar Figueroa, María de los Ángeles Acosta Ardón, Sandra Maricela Flores, María Magdalena Rodas Arias, Dolores Margarita Marroquín de Hernández, Estela Villacorta Rivas, Angélica de la Paz Martínez León, Morena Elí Orellana Menjivar, Sonia Alicia Cruz Montoya, Yessenia de Jesús Canjura Trejo, Pedrina Ángela Calderón, María Antonia Landaverde, Emilia Marinet Sánchez y Marina Martínez.

NOEMÍ DELGADO es doula, centra su trabajo en el cuerpo, además de que educa y orienta a quienes se preparan para el parto. Nacida en California, comenzó su camino como acompañante de partos mientras vivía y trabajaba con parteras en El Salvador, donde tiene raíces su familia. En el 2019, trabajo con la Asociación de Parteras Rosa Andrade, cómo parte de una beca de "Public Health Fulbright Fellowship." Ella es codirectora de *Matronas: The Struggle to Protect Birth in El Salvador* (2021), el cual fue parte de la selección oficial del Festival de Cine Latino de San Diego y el Festival de Cortometrajes de Oakland, y además fue nominado a la Mejor Cortometraje Documental en el decimoquinto Festival Anual de Cine BronzeLens. Delgado está comprometida en rescatar la sabiduría ancestral y desafiar los sistemas que intentan borrar esos saberes; *Guardianas* y *Matronas* forman parte de esa misión.

EMMA LLOYD es traductora y escritora que se desenvuelve en diversos géneros, desde la poesía hasta la narrativa y los subtítulos de películas. Su traducción aún en curso de *De perlas y cicatrices,* de Pedro Lemebel, recibió la beca del Fondo de Traducción de PEN/Heim 2019. Es traductora del primer poemario de Julieta Vittore Dutto, *Un lugar interminable* (2022), así como de subtítulos para *Prayers for the Stolen* (2021) y *The Time of the Fireflies* (2022) de Mattis Appelqvist Dalton y Matteo Robert Morales. Tiene una maestría del Graduate Center de la City University de Nueva York y actualmente cursa un doctorado en Literatura Comparada en la Universidad de California, Berkeley. Además de su trabajo de traducción, Emma trabaja en Safe Passage Project, una organización de justicia de inmigración.

LUZ DEL CARMEN SALAMA-TOBAR es artista, fotógrafa y organizadora salvadoreña, cuyo trabajo se centra en su comunidad. Nació en Sonsonate, El Salvador, tierra del pueblo náhuat-pipil, y creció en Falls Church, Virginia, después de emigrar a los EE. UU. Recibió su diploma en Bellas Artes en la disciplina de Fotografía en el Maryland Institute College of Art en 2018, y recibió una beca Fulbright en 2019, tiempo durante el cual enseñó como investigadora visitante en la Universidad Don Bosco en San Salvador, y comenzó a trabajar en el programa Kuna Nawat, un programa de inmersión lingüística impartido por los últimos hablantes nativos de la lengua náhuat. Es cofundadora de la organización abolicionista con sede en Virginia La ColectiVA y actualmente está sacando su maestría de Bellas Artes en Fotografía y Cine en la Universidad de Artes de Virginia Commonwealth.